맨발로 걸으면 기적이 일어난다

맨발로
걸으면

김영진 지음

기적이
일어난다

BM (주)도서출판 **성안당**

지금까지 지구상의 모든 인류는 오로지 입으로 섭취하는 음식만이 인체에 필요한 유일한 에너지원으로 인식하며 살아왔습니다. 그러나 21세기에 접어들어 과학이 발전하면서 인간의 몸은 또 다른 에너지도 흡수하며 살아가도록 설계돼 있다는 것을 알게 됐습니다. 여기서 또 다른 에너지란 바로 지구에 무한정 존재하는 '자유 전자', 즉 '마이너스 전자'를 말합니다. 이는 노벨상 수상 1순위에 해당하는 획기적인 발견이라고 할 수 있습니다.

인간은 지구의 에너지를 흡수하며 살도록 설계돼 있어 신체가 항상 땅과 접촉하고 있어야 하는 존재입니다. 그러나 현대 문명은 인간이 지구의 일부라는 사실을 망각하고 편리한 생활만을 추구하고 있습니다. 그 결과, 하늘 높은 줄 모르고 솟아오른 고층 아파트, 전기가 통하지 않는 고무 밑창으로 된 신발, 시멘트나 아스팔트로 포장된 도로를 자동차로 이동하며 지구와는 완전히 단절된 채 마치 하늘을 나는 새처럼 공중에서 생활하고 있습니다. 그러면서 우리의 발밑에 천연치유병원이 24시간 무료로 개방돼 있다는 것도 모른 채 약으로는 치유되지 않는 온갖 질병에 시달리며 살고 있는 것입니다.

지구는 참으로 경이로운 천연치유병원입니다. 신체가 땅과 접촉하는 순간, 쓰레기에 해당하는 활성산소와 정전기가 순식간에 제거되고, 땅속의 자유 전자가 흡수돼 신선한 공기처럼 인체에 활력을 불어넣습니다. 이 현상을 동양에서는 '지기(地氣)' 또는 '땅 기운'이라고 했습니다.

최근 들어 땅 기운에 해당하는 '자유 전자', 즉 '마이너스 전자'가 현대 의학으로도 치유되지 않는 말기 암(癌), 피부 질환, 불면증, 관절염을 비롯한 염증, 허리 통증, 심장 질환, 전자파 과민증, 섬유 근육통, 자폐증, 갱년기 증후군, 시차 증후군, 컴퓨터 증후군, 다발성 경화증, 스트레스, 부정맥, 고혈압, 고혈당 수치, 코로나19 등 온갖 질병의 예방·개선·치유에 효험이 있다는 것이 과학자들에 의해 밝혀졌습니다.

이 책의 1장에서는 병원에서 치료를 포기한 사람들이 맨발로 걷기만 했는데도 말기 암을 비롯해 각종 질환이 치유된 사례, 2장에서는 맨발로 흙길이나 바닷가 모래사장을 걷기만 해도 질병이 치유되는 이유를 과학적으로 입증한 학자들의 논문 내용을 정리했습니다.

3장과 4장에서는 맨발 학교, 맨발 유치원, 맨발 회사 등의 사례와 맨발걷기에 열광하는 다양한 사람들을 소개하고, 왜 현대인들이 24시간 땅과 접촉하며 살아야 하는지에 관한 이유를 구체적으로 밝혔습니다.

5장과 6장에서는 땅과 접촉하는 다양한 방법과 주의해야 할 점, 7장에서는 신체의 모든 오장육부와 신경으로 연결돼 출장소의 역할을 하는 소중한 발바닥과 맨발에 관해 다루고 있습니다.

부록의 1장에서는 땅속에 존재하는 '자유 전자', 즉 '마이너스 전자'는 무엇이며 왜 인체에 꼭 필요한 물질인지, 2장에서는 노화의 원인 물질로 알려진 '활성산소'가 발생하는 이유와 어떤 구조를 지니고 있으며, 어떻게 해야 제거할 수 있는지를 누구나 이해하기 쉽게 구체적으로 설명했습니다. 또한 3장에서는 맨발걷기에서의 핵심 개념인 '어싱'과 맨발걷기에 관한 추가적인 궁금증을 해결하며, 4장에서는 부드러운 모래사장에서 맨발걷기를 할 수 있는 전국의 해수욕장 277개소를 지방자치단체별로 정리했습니다.

이제는 건강에 이상 징후가 나타나기 전에 모든 질병을 무료로 예방하고 치유해 주는 천연치유병원인 흙길이나 바닷가 모래사장으로 발길을 돌리는 것이 어떨까요? 이곳은 예약도, 돈도, 의사도, 간병인도 필요 없으며, 스트레스를 받지 않고 마음 편하게 24시간 이용할 수 있도록 개방돼 있는 참으로 고마운 곳입니다. 지금 먹는 약을 줄이고 싶다면 한시라도 빨리 그곳으로 달려가 기적이 일어나는 것을 직접 체험하시기를 바랍니다.

건강하게 살기 위해서는 인간은 지구의 일부이며 24시간 땅과 직접 접촉하며 살아야 한다는 사실을 기억해야 합니다. 이 책을 끝까지 읽으시면 이전에 깨닫지 못했던 새로운 통찰력과 건강을 선물로 받으실 것이라고 확신합니다.

2023년 여름
김영진

차례

➕ 부록

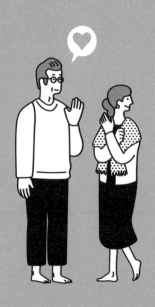

1

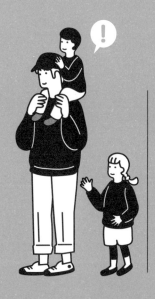

맨발의 기적

영화나 드라마에서 볼 수 있는 기적 같은 일이 발생하고 있습니다. 첨단 의학을 동원해도 치유되지 않은 말기 암, 불면증, 자율신경 실조증, 심장 질환, 혈전, 고혈압, 고혈당 수치 조절, 갱년기 증후군, 컴퓨터 증후군, 비행기 시차 증후군 등을 비롯한 각종 질환이 맨발로 걷기만 했는데도 치유되거나 개선됐다는 기적 같은 상황이 자주 보도되고 있습니다.

1장에서는 한낱 풍문이 아니라 매스컴을 통해 널리 알려진 사례와 제가 직접 확인한 주변 사람의 경험담을 간추려 정리했습니다.

암을 치유하는
기적의 방법

말기 암, 맨발걷기로 극복하다

<레이디경향>(2008년 11월호)에는 "간암, 폐암, 임파선암을 인간 승리로 극복한 청계산 맨발맨, 이주선"이라는 제목 아래에 "살아날 확률이 1/1000? 제가 그 기적의 주인공입니다"라는 기사가 실려 있습니다. 그 내용을 소개하면 다음과 같습니다.

신문, 잡지, 텔레비전, 라디오를 통해 유명 인사가 된 이주선 씨는 1995년 6월 당시 고물상을 운영하던 중 간염이 간경화로 악화돼 병원 치료를 받았고 2년 후 1997년 4월에는 말기 간암이 혈관까지 전이돼 수술이 불가능하다는 판정을 받았습니다. 이듬해 1998년에는 3cm 정도 크기의 암세포 덩어리 3개가 간에 자리

잡았고, 1999년 3월에는 엎친 데 덮친 격으로 임파선과 폐에도 암 덩어리가 보인다는 판정을 받았습니다.

1999년 6월까지 항암제 치료를 받았는데도 백혈구 수치마저 1,500개/$\mu\ell$ 이하로 떨어져 다시 올라갈 기미가 보이지 않았습니다. 병원에서는 "이런 경우 살아날 확률은 거의 없다. 6개월을 넘기기 힘들다"라는 절망적인 말만 반복했습니다. 가족과 지인들조차 살 수 있다고 생각하지 못했고, 심지어 장례식 준비를 의논하기도 했습니다.

'6개월 시한부 인생'이라는 판정을 받자 어디서부터 무얼 해야 할지 막막하기만 했습니다. 이때 집 뒤에 있는 청계산이 눈에 들어왔습니다. 무작정 집을 나와 산으로 향했습니다. '맨발로 걸으면 오장육부에 좋다'라는 말만 믿고 날카로운 돌조각, 유리, 밤송이에 찔려 피가 나도 청계산을 놀이터 삼아 새벽부터 해가 질 때까지 맨발로 걷고 또 걸었습니다.

산을 오르다가 배가 고프면 도시락으로 끼니를 때우면서 봄·가을에는 소나무 밑에서 시원한 바람을 맞으며 잠이 들었고, 여름에는 웅덩이 위 나무에 그물침대를 쳐놓고 시원하게 물 위에서 잠을 잤으며, 겨울에는 따뜻한 햇볕이 비치는 곳에 침낭을 깔고 잠을 자곤 했습니다. 이러한 광경을 본 사람들은 남의 사정도 모르고 "신선 같은 생활을 한다"라고 말하기도 했습니다. 하지만 그는 주변 사람들의 따가운 시선에도 아랑곳하지 않고 열심히 걸었습니다.

이러한 생활을 한 지 1년 6개월이 지난 2001년 2월 국립의료원에서 받은 진료 결과는 놀라웠습니다. 암세포 덩어리가 모두 사라진 것입니다. 그는 삶의 희망을 발견하자 맨발로 제주도 한라산과 강원도 대관령을 등반했으며, 2008년 1월 20일 평창 횡계에서 열린 알몸 마라톤 대회에 참가해 맨발에 반바지만 입고 10km를 달리기도 했습니다.

전립선 말기 암, 6개월 만에 치유되다

2022년 9월 16일 자 <동아일보>에는 "절망의 말기 암 판정 … 맨발걷기로 두 달 뒤 건강 좋아져"라는 제목으로, 전립선암 말기 판정을 받은 박성태(73세) 씨가 맨발걷기로 말기 암을 극복한 내용이 실려 있습니다.

"1월 말 허리가 아파 병원에 갔더니, 전립샘 특이 항원(PSA) 수치가 1㎖(밀리리터)당 935ng(나노그램)으로 정상 수치 4ng 이하보다 무려 234배나 되고 암이 전이돼 흉추 9, 10번이 시커멓게 썩었다고 하더군요. 의사는 더 이상 치료가 힘드니 집에서 가족과 함께 있을 것을 권했습니다.

저는 맨발걷기시민운동본부 박동창 회장(70세)의 '암 치유에는 맨발걷기가 매우 효과적'이라는 말을 듣고 지푸라기라도 잡는 심정으로 2월 말부터 집 근처의 산을 맨발로 걷기 시작한 지 2개월 후인 4월 29일 검사에서, 전립샘 특이 항원(PSA) 수치가 1㎖당 0.059ng으로 떨어졌으며 MRI(자기 공명 영상) 촬영 결과, 암이 전이돼 새까맣던 흉추가 정상 판정을 받았습니다. 그리고 말기 암 판정 6개월 후인 7월 29일 검사에서는 전립샘 특이 항원 수치가 0.008ng으로, 거의 없는 것이나 마찬가지인 수준으로 떨어졌습니다. 담당 의사는 '의학적으로 설명할 수 없는, 기적이 아니면 일어날 수 없는 일'이라고 말했습니다."

방사선 치료와 항암제 투여

제 주변에는 암 수술을 받고 치유 중인 지인들이 여럿 있습니다. 암 환자는 증상에 따라 방사선 또는 항암제 치료를 받는 데 필연적으로 부작용이 생기기 마련입니다. 사람에 따라 구토, 식욕부진, 나른함, 경련, 두피 염증, 탈모, 인지 능력 저하 등이 나타납니다.

저는 이러한 분들에게 흙길이나 바닷가 모래사장을 밟으면서 땅과 접촉을 하도록 권합니다. 조언에 따라 실행에 옮긴 분들은 이구동성으로 "땅이나 바닷물을 밟는 순간부터 기분이 상쾌해지며 기운이 난다"라는 말을 합니다. 또한 "바닷가의 모래사장을 맨발로 걸으며 식생활을 개선한 결과 암이 개선되거나 치유됐다"라는 이야기도 종종 들을 수 있었습니다.

경상남도 사천시 남일대 해수욕장에서 만난 K 씨는 위암과 폐암으로 힘들게 암과의 투병 생활을 하고 있는데, 진주에서 자동차로 30~40분 걸리지만, 매일 아침저녁 두 차례 바닷가를 거닐면서 몸이 많이 좋아져 내친김에 해수욕장 근처로 이사를 왔다고 합니다.

전라남도 고흥군 발포 해수욕장에서 만난 Y 씨는 폭음·폭식과 불규칙한 생활에 따른 간암, 십이지장협착증, 담도암으로 항암제 치료를 받으면서 하루도 거르지 않고 아침 90분, 저녁 90분씩 모래사장을 걸었습니다. 그는 "병원에서는 6개월 시한부 인생이라고 말했는데, 이제는 모든 수치가 정상으로 돌아왔다. 아직도 살아있으니 얼마나 감사한지 모르겠다"라고 말합니다.

지금 암과 투병하고 계신다면 당장 집 근처의 흙길이나 바닷가의 모래사장을 맨발로 걸어 보시기 바랍니다. 반드시 놀라운 기적을 경험할 수 있을 것입니다.

맨발의 기적

02

당뇨병과 치매,
우울증과 비만에서 탈출

당뇨병을 극복한 경찰관

이영욱(57세) 씨는 31년 동안 범죄자를 잡아 온 경찰관입니다. 잦은 야간 근무에 따른 불규칙한 생활 때문에 당뇨, 고혈압, 지방간, 고지혈증으로 고생하다가 건강검진을 했는데 혈당수치가 정상인보다 3배나 높다는 판정을 받았습니다. 이러한 악조건 속에서 범죄자는 물론 당뇨와 대사증후군까지 잡을 수 있었던 것은 약이 아니라 바로 '맨발걷기'였습니다.

직장에서 근무할 때는 신발을 신지만, 근무 시간 외에는 항상 맨발로 8년을 생활한 결과, 공복 혈당이 108로 내려왔습니다. 당뇨약을 먹지 않았는데도 정상으로 돌아온 것입니다. 좀 더 자세한 내용은 유튜브에서 '맨발걷기로 당뇨를 잡은 경찰관 이야기'라고 검색해 보면 확인할 수 있습니다. 맨발걷기로 당뇨병이 치유된 사례는 이영욱 씨 외에도 수없이 많습니다.

치매 발생률을 4.6배 이상 높이는 당뇨병의 발병에는 건강을 해치는 음식, 스트레스, 불규칙한 생활, 물·소금·운동 부족 등과 같은 다양한 요소가 관련돼 있지만, 땅과의 접촉도 밀접한 관련이 있다는 미국 질병관리센터의 자료가 있습니다.

2010년에 발행된 [1]「Earthing」에 게재된 미국 질병관리센터의 '신발산업통계'를 보면 미국에서 1940년대부터 가죽구두의 밑창을 합성고무로 대체한 신발을 판매하기 시작하자 1950년대부터 당뇨병 발병률이 상승했습니다. 과거에는 땅과 전기가 통하는 가죽 신발을 신었지만, 신발 밑창을 전기가 통하지 않는 합성고무로 대체한 이후에는 땅과의 접촉이 완전히 단절돼 공중에서 생활하는 셈이 됐습니다. 땅의 에너지를 흡수할 수 없게 되면서 당뇨병 발병률이 급상승한 것입니다.

이는 당뇨병뿐 아니라 암, 고혈압, 알레르기, 아토피성 피부염, 류머티즘 관절염을 비롯해 수많은 만성질환 상승률과도 밀접한 관련이 있습니다.

---

1 국내에서는 2011년 히어나우시스템이 『어싱』이라는 제목으로 출간.

맨발의 기적

치매 초기 증상과 우울증이 사라지다

60대의 남성 B 씨는 환각 증상과 심한 우울증으로 가족들의 애를 태우고 있었습니다. 정신신경과에서 여러 종류의 약을 처방받아 복용하고 있었지만, 조금도 개선되지 않았습니다.

B 씨는 맨발로 걸으면 좋은 효과가 나타난다고 하니 맨발걷기를 권장하는 의사에게 가 보는 게 좋겠다는 지인의 말을 듣고 전문의를 찾아갔습니다. 의사의 "평소 어느 정도 걸으십니까?"라는 물음에 "하는 일이 바빠 시간을 내서 걷는 것은 생각조차 해 본 적이 없습니다"라고 대답하자, 의사는 "걷기만 해도 몸과 정신이 건강해지므로 매일 걸으십시오"라고 말했습니다. B 씨는 의사의 말에 따라 아침저녁으로 부부가 함께 열심히 걷기 운동을 했습니다.

지금은 10여 년이 지나 70대 중반이 됐지만, 환각 증상과 우울증이 사라져 약을 먹지 않을 뿐 아니라 약물 부작용에 따른 치매 걱정도 하지 않게 됐습니다.

나이가 많아도 열심히 걸으면 치매 걱정을 하지 않아도 된다는 사례로는 1995년 104세로 사망한 로즈 케네디(Rose Kennedy) 여사를 들 수 있습니다. 로즈 여사는 미국의 제35대 대통령 존 케네디(John Kennedy)의 어머니로, 평생 매일 4~5마일(6.4~8km)을 걸은 것으로 유명합니다. 노년에 열심히 걷기 운동을 한 로즈 여사는 치매 걱정 없이 일생을 마감할 수 있었습니다.

만성 불면증이 해결되다

불면증은 잠을 잘 수 있는 조건과 환경을 갖추었는데도 잠들기가 어렵거나, 자다가 자주 깨거나, 새벽녘에 일어나 잠을 설치는 것을 말합니다. 불면증은 일시적 불면증, 단기 불면증, 만성 불면증으로 분류합니다. 일시적 불면증은 환경의 변화, 스트레스, 단기 질병의 영향을 받아 발생하고 여러 날 동안 지속되지 않지만, 단기 불면증은 스트레스 또는 신체적·정신적 질병의 영향을 받아 나타나며 2~3주 정도 지속됩니다. 만성 불면증은 여러 주 이상 지속되며 매일 밤 또는 한 달에 여러 번 새벽까지 잠을 이루지 못합니다.

이와 같은 불면증은 충분한 양의 물과 적당량의 소금을 섭취하면서 맨발로 걷거나 땅과 연결된 상태로 잠을 자면 쉽게 해결됩니다. 불면증을 약으로 해결하려는 사람에게 이보다 더 반가운 소식은 없을 것입니다.

고층 아파트에 살던 K 씨는 건강상의 이유로 시골로 이사를 했습니다. 지은 지 오래된 집이지만, 안방 벽과 바닥은 흙으로 돼 있어 보일러의 온수로 난방을 하고 다른 곳만 수리해 시골 생활을 시작했습니다.

아파트에서 생활할 때는 불면증으로 새벽 3~4시까지 잠을 이루지 못해 잠자리에 누워서도 1부터 100까지 수없이 세면서 잠들기만 기다렸는데, 이사 온 첫날부터 일상생활을 제대로 할 수 없을 정도로 잠만 자는 생활을 했습니다. 자다가 깨면 마당에서 맨발로 흙을 밟고 또 졸리면 다시 자는 생활을 3일 동안 지속하자 불면증으로 인해 없어졌던 식욕도 생겼습니다. 불면증이 해결되자 신체의 모든 기능이 제대로 작동하기 시작해 아침마다 기운이 솟는 것을 느끼면서 차츰 건강이 좋아졌습니다. K 씨가 한 일이라고는 시간이 날 때마다 흙으로 된 마당을 맨발로 밟으며 충분한 양의 물과 적당량의 소금을 섭취하는 것뿐이었습니다.

6배 이상 높아진 다이어트 효과

맨발걷기 운동은 '날씬한 몸매'와 '질병 예방'이라는 두 마리 토끼를 잡을 수 있는 좋은 방법입니다. 그렇다면 어떻게 걷는 것이 다이어트에 더 효과적일까요? 2020년 5월 20일 자 <헬스조선>에 소개된 경북대학교 사범대학 체육교육과에서 발표한 논문을 살펴보면, 맨발로 걷는 것이 운동화를 신고 걷는 것보다 다이어트 효과가 훨씬 높다는 것을 알 수 있습니다.

연구팀은 남자 중학생들에게 주 4회, 1회당 40분, 총 12주간 걷기 운동을 시켰습니다. 맨발 그룹과 운동화 그룹으로 나눠 준비 운동(5분) → 걷기(30분) → 정리 운동(5분)을 실시하고 걷기 운동 전후(사전 측정은 운동 시작 2일 전, 사후 측정은 운동 종료 2일 후)로 체지방량, 골격근량, 체지방률, 체질량지수, 복부둘레 등을 측정했습니다. 그 결과는 다음과 같습니다.

● **맨발 그룹과 운동화 그룹의 운동 전후 복부 둘레의 변화**

(단위: cm)

운동 전후	운동화 그룹			맨발 그룹		
	운동 전	운동 후	결과	운동 전	운동 후	결과
복부 둘레	90.5	89.8	↓0.7	84.8	80.3	↓4.5

이 결과를 보면 맨발 그룹이 운동화 그룹에 비해 다이어트 효과가 훨씬 높다는 것을 알 수 있습니다. 가장 크게 차이 난 부분은 복부둘레로, 운동화 그룹의 평균 복부둘레는 운동 전 90.5cm, 운동 후 89.8cm로 줄어 거의 변화가 없었습니다. 반면, 맨발 그룹의 평균 복부둘레는 운동 전 84.8cm, 운동 후 80.3cm로 4.5cm나 줄어 운동화 그룹에 비해 약 6.5배의 다이어트 효과가 나타났습니다.

운동화 그룹이 효과가 전혀 없었던 건 아닙니다. 복부둘레 외에 체지방량, 골격근량, 체지방률, 체질량지수 등이 긍정적으로 변화한 반면, 맨발 그룹은 복부둘레를 포함한 모든 수치가 큰 폭으로

맨발의 기적

감소했습니다. 또한 맨발 그룹이 운동화 그룹보다 뚱뚱한 사람의 체중·체지방률뿐 아니라 LDL콜레스테롤 수치 감소에도 긍정적인 영향을 미친다는 것을 알 수 있었습니다.

저의 지인 중 한 여성(65세)은 여름철에 전라남도 완도군 명사십리 해수욕장에서 약간의 소금을 탄 물을 마시면서 맨발로 길이 3.8km의 모래사장을 왕복해 총 7.6km 거리를 걷고 다양한 놀이 활동을 하면서 하루를 보낸 후 이튿날 체중계에 올라가자 놀랍게도 하루 만에 2kg이 줄어드는 경험을 했습니다. 이는 발이 푹푹 빠지는 모래사장의 맨발 운동이 평탄한 맨땅보다 칼로리 소모량이 많고 전기가 잘 통하는 바닷물을 철벅거리면서 걸었기 때문입니다.

위와 같이 빠른 다이어트 효과를 원한다면 반드시 약간의 소금을 탄 물을 마시면서 걸어야 합니다. 소금은 각종 영양소를 붙들고 몸속(세포)으로 들어갔다가 나올 때는 노폐물, 즉 쓰레기를 붙들고 나오는 성질이 있으므로 맹물보다 다이어트 효과가 큽니다. 사이다·콜라·주스·맥주·막걸리와 같은 청량음료는 몸속에 생긴 노폐물을 배출하지 못하고 오히려 축적되도록 부추기므로 다이어트 효과를 기대할 수 없습니다.

참고로 운동화를 신고 평탄한 흙길을 보통 속도로 걸을 때의 평균 칼로리 소모량은 다음과 같습니다.

● **운동화를 신고 걸을 때의 평균 칼로리 소모량**

(단위: kg/kcal)

체중	20분	40분	60분
40	63	126	189
50	78	157	236
60	94	189	283
70	110	220	330
80	126	252	378
90	141	283	425
100	157	315	472
110	173	346	519
120	189	378	567

발이 푹푹 빠지는 진흙 길이나 모래사장을 맨발로 걸을 때의 칼로리 소모량은 평지에서 운동화를 신고 걸을 때보다 2배 이상의 다이어트 효과가 있습니다. 하지만 첫날부터 욕심을 내서 많이 걸으면 발목과 무릎에 통증이 발생해 포기하는 수도 있습니다.

맨발의 기적

면역력 강화와
만성 염증의 예방과 치유

상처를 치유하는 자연 에너지

적자생존의 하등 동물들은 영역 다툼이 심하기 때문에 다른 짐승이 자기 구역 안에 침범하면 목숨을 걸고 사투를 벌입니다. 사자·호랑이·표범·치타·곰 등도 자신들의 영역을 지키기 위해 투쟁하는 과정에서 상처를 입고 심지어 목숨까지 잃습니다. 이러한 동물들은 상처를 입으면 바위나 땅에 배를 깔고 상처가 나을 때까지 아무것도 먹지 않고 드러누워 있습니다. 이는 바위에서 방사되는 원적외선과 땅에서 올라오는 마이너스 전자를 흡수해 상처를 치유하기 위한 본능적인 행동입니다.

그리고 시골에 가면 자유롭게 대문을 들락거리며 돌아다니는 개들을 흔히 볼 수 있습니다. 개 또한 먹어서는 안 되는 음식을 먹었을 때는 음식을 토한 후 땅에 굴을 파고 들어가 조용히 드러누

워 치유되기만을 기다립니다. 바위나 땅에 드러누우면 금세 치유
된다는 것을 경험적으로 알고 있기 때문입니다.

아이의 피부로 회춘하다

70대의 L 씨는 과거 미용실을 운영하며 염색, 펌 등의 화학 약
품에 오랫동안 노출된 탓에 노후에도 붉은색을 띤 홍반성(紅斑性)
피부 질환에 시달리고 있을 뿐 아니라 몹시 추위를 타는 허약한
체질이 돼 버렸습니다. 이러한 상황을 극복하기 위해 온갖 노력을
기울였는데도 뚜렷한 효과가 없어 실망하고 있던 차에 주위의 권
유로 맨발걷기를 시작했습니다.

그는 현재 3년째 맨발걷기를 하고 있는데, "무엇보다 항상 문제
를 일으키던 피부가 깨끗해졌고 어린아이 살갗처럼 부드러우면
서도 탄력이 생겼습니다. 그리고 겨울철이 되면 추위를 많이 타는
탓에 툭하면 감기에 걸리고 항상 내복을 여러 벌 껴입어야만 했는
데, 이제는 감기 한 번 걸리지 않고 내복 한 벌로도 충분합니다"라
고 말합니다. 그리고 살짝 넘어졌는데도 골절로 병원에 입원한 친
구를 보고 자신도 골다공증이 염려돼 골밀도 검사를 받았는데 정
상이라는 판정을 받은 것도 맨발걷기의 효과라고 확신하고 있습
니다.

아토피성 피부염이 치유되다

아토피성 피부염은 자가 면역 질환의 일종으로, 아기 엄마가 임신 중에 패스트푸드를 즐겨 먹었거나 아기를 모유 대신 우유로 키운 경우에 흔히 나타나는 질환입니다. 또한 가공 식품과 산성 식품을 즐겨 먹는 가정에서 자란 아이에게도 자주 발생합니다.

아토피성 피부 질환을 치유하기 위해 3대 알레르기 유발 식품인 밀가루, 달걀, 우유를 멀리하며 식생활을 개선하더라도 좀처럼 치유하기 어렵습니다. 그렇게 애를 태우며 노력하다 맨발걷기를 하는 유치원으로 아이를 보내자 여러 달 후 아토피성 피부 질환이 점점 회복되는 것을 경험한 부모도 있습니다.

아토피성 피부 질환은 산성 식품 위주의 식생활로 몸속에서 끊임없이 발생하는 활성산소가 어린아이의 가장 약한 부분인 피부 세포를 공격해 나타나는 증상입니다. 아토피성 피부 질환을 치유하려면 알칼리성 식품 위주의 식생활로 개선해야 하며 충분한 양의 물과 적당량의 소금 섭취가 필요합니다. 무엇보다 활성산소를 잠잠하게 만드는 땅의 마이너스 전자를 맨발로 흡수하는 것도 중요합니다.

과거의 부모들은 이러한 과학적인 사실은 모른 채 "아토피성 피부염은 학교에 들어가 맨발로 뛰어다니면 낫는다"라는 말을 자주 했습니다. 맨발로 땅을 밟으면 치유된다는 것을 경험적으로 알고 있었던 것입니다. 이처럼 땅에는 사람의 질환을 치유하는 마이너스 전자가 무한대로 저장돼 있습니다.

부종이 사라지다

미국 하와이 쥬쥬베클리닉 원장인 카메이 시몬(Kamei Cimone) 박사는 암이나 콩팥 기능 저하로 부종이 발생해 다리가 부어오른 환자를 땅과의 접촉으로 치유한 경험을 발표했습니다. 그는 "2명의 간호사가 환자를 해변으로 데려가 삽으로 구덩이를 파고 다리를 내리고 앉은 채 모래로 다시 채운 후 20분이 지나자 부종이 사라졌다"라고 했습니다. 이는 전기가 잘 통하는 바닷물에 젖은 모래가 '어싱(Earthing)'에 매우 효과적이라는 것을 보여 준 임상 결과입니다.

시몬 박사는 갑상선 기능 항진을 일으키는 그레이브스병, 주로 30~40대 여성에게 나타나는 전신 홍반성 루푸스, 신경 세포에 염증이 발생하는 다발성 경화증, 원인불명의 만성 염증성 질환인 류머티즘 관절염 환자와 같은 자가 면역 질환자에게도 어싱을 활용해 치유하고 있습니다. 땅과의 접촉이 갑상선기능항진증뿐 아니라 갑상선기능저하증에도 효과가 있다는 사례는 우리 주변에서 많이 접할 수 있습니다.

맨발의 기적

류머티즘 관절염이 치유되다

류머티즘 관절염은 활성산소로 인해 신체의 면역 체계에 이상이 생겨 발생하는 만성 염증성 질환입니다. 주로 30~40대에 많이 발생하며 여성과 남성의 발생 비율은 3:1로 여성이 압도적으로 많습니다. 초기에는 아침에 일어났을 때 손발의 관절이 뻣뻣하게 굳은 상태로 1시간 이상 통증이 발생합니다. 통증과 염증은 관절에만 나타나는 것이 아니라 피로감, 식욕 저하, 체중 감소, 미열, 안구 건조, 입 마름 등과 같은 증상이 수반됩니다.

『어싱(Earthing)』(2011, 히어나우시스템)이라는 책에는 다음과 같은 체험담이 수록돼 있습니다.

이 책의 저자 중 한 사람인 클린턴 오버(Clinton Ober)는 2000년 친구에게 "중증 류머티즘 관절염으로 침대에 누워서만 지내는 노인이 있는데 그분에게 어싱을 부탁한다"라는 연락을 받았습니다. 노인을 찾아가 보니 양손, 팔꿈치, 발에 염증이 생겨 보기에도 안타까울 정도로 뒤틀려 있었고 통증이 너무 심해 조금밖에 움직일 수 없는 상태였습니다. 담당 의사도 "생존 기간은 길어야 6개월"이라는 말을 했다고 합니다.

오버 씨는 땅에 묻은 구리봉을 케이블로 연결해 집안에서도 어싱을 할 수 있도록 침대에 어싱 매트를 깔아 줬습니다. 10일 후에 노인으로부터 "다람쥐가 케이블을 물어뜯어 끊어버렸으니 다시 한번 방문해 줬으면 좋겠다"라는 전화를 받았습니다. "다람쥐가 그랬다는 걸 어떻게 알았느냐?"라는 물음에 "밖에 나가서 보니 다람쥐가 케이블을 물어뜯고 있었다"라고 대답했다. 오버 씨는 '누워서만 지내던 분이 어떻게 며칠 만에 일어나서 뜰로 나갈 수 있었을까?'라는 의구심이 들어 찾아가 보니 그 노인의 말대로 케이블이 어떤 동물에 의해 끊어져 있었습니다.

이 일이 있고 난 뒤 1년쯤 지났을 때 오버 씨는 친구에게 전화를 받았습니다. 그 친구는 "누워서만 지내던 그 노인이 이제는 난로에 사용할 장작을 직접 나른다. 염증도 사라지고 몸을 자유자재로 움직일 수 있게 돼 건강한 생활을 하고 있으며 자신은 환자가 아니라는 말을 하기도 한다"라고 말했습니다. 이 노인은 그 후로도 5년 동안이나 건강하게 지내다 사망했습니다.

6개월 시한부 인생을 살던 사람이 6년을 더 생존하게 된 기적 같은 일이 발생한 것은 마이너스 전자가 풍부한 땅 자체가 항산화 및 항염증 작용을 하고 있다는 증거입니다. 흙이 더럽다고 멀리할 것이 아니라 오히려 사랑해야 한다는 점을 알게 됐습니다.

맨발의 기적

04

각종 증후군에서
벗어나는 방법

시차 증후군 해결

외국으로 장거리 여행을 할 때 여행객을 괴롭히는 가장 골치 아픈 문제가 '시차(時差) 적응'입니다. 예를 들어 12월 1일 오전 9시 비행기로 인천 공항을 출발해 14시간 동안의 여행 끝에 미국 뉴욕에 도착하면, 이곳은 아직도 11월 30일 오후 7시입니다.

시차의 폭이 클수록 생체 시계가 흐트러져 나타나는 증상으로는 체온·맥박·혈압 등의 변화, 집중력 저하, 불안한 마음, 기억력 감퇴, 두통, 현기증, 낮의 피로감 등을 들 수 있습니다. 시차 적응에 관한 전문가는 "7시간의 시차를 이동하면 7일간의 적응 기간이 필요하다"라고 말합니다.

이러한 시차 문제를 수면제 없이 간단히 해결하는 방법은 근처

공원의 촉촉한 잔디밭이나 흙길 또는 바닷가의 모래사장을 1시간 이상 맨발로 걷는 것입니다. 이렇게 하면 체내 시계가 현지에 맞게 조정되는 효과가 있습니다.

컴퓨터 증후군 예방

컴퓨터로 작업하는 사람들에게 흔히 나타나는 컴퓨터 증후군 증상은 눈이 튀어나올 듯한 통증, 피곤함, 어깨 결림과 목이 뻐근해지는 증상은 물론 정신적인 피로도 함께 나타납니다. 이러한 경우, 눈 주위를 부드럽게 마사지하며 어깨를 주먹으로 툭툭 두들기고 목을 아래위로 흔들거나 좌우로 돌리면서 손으로 주무르는 것이 고작입니다.

저도 컴퓨터로 원고를 쓰기 때문에 종종 컴퓨터 증후군이 나타나는데, 맨발로 촉촉한 잔디나 흙을 밟으면 순식간에 사라지는 경험을 자주 했습니다. 그래서 땅에 50cm 길이의 구리봉을 묻고 전기가 잘 통하는 구리선을 연결해 서재로 끌어들인 후 발목에 부착한 어싱 밴드와 접속해 컴퓨터 작업을 해 봤는데 그 후로는 컴퓨터 증후군이 전혀 나타나지 않았습니다.

공기가 건조한 겨울철에 컴퓨터 작업을 하다가 가끔 눈이 피곤해지고 어깨가 결리는 것을 느낄 때도 있는데, 이러한 경우에는

맨발의 기적

어김없이 땅과의 접촉이 끊어진 것을 알게 됩니다. 이럴 때마다 어싱 밴드를 물에 적셔 착용하면 신기하게도 컴퓨터 증후군이 순식간에 사라졌습니다. 이러한 경험을 반복하면서 주변의 지인들에게 적극 권하자 제 조언에 따른 사람들은 이구동성으로 "참 신기하다. 사람은 땅과 접촉하며 살게 돼 있다는 것을 실감한다"라는 말을 합니다. '백문이 불여일견'이므로 실제로 체험해 보면 그 효과를 확인할 수 있습니다. 다만 실내 어싱 시 유의 사항은 136쪽을 참조하시기 바랍니다.

갱년기 증후군 극복

여성이 50세 전후가 되면 여성 호르몬의 분비량이 급격히 감소하면서 생리주기가 불규칙해지다가 폐경을 겪습니다. 이에 따라 40~50대 여성의 80%에서 '갱년기 증후군'이 나타나는데, 그 대표적인 증상으로는 안면홍조, 가슴 두근거림, 열이 확 오르는 증상, 우울한 감정, 불안, 초조, 불면증, 관절통, 야간 빈뇨, 무기력함 등을 들 수 있습니다. 최근에는 스트레스, 영양 불균형, 과로 등으로 40세 이전의 조기 폐경도 많아지고 있고, 골다공증도 나타나 갱년기 증후군으로 평균 7~8년, 심한 경우 10년 이상 고생하는 여성도 있습니다.

한 자연요법 전문의는 "맨발걷기를 시작하면서 제일 먼저 개선된 것은 불면증이었고, 1년 정도 맨발걷기를 하자 매월 겪는 극심한 생리통과 다양한 갱년기 증후군이 사라졌으며 골밀도 검사 결과도 정상으로 나왔습니다"라고 말했습니다.

광주시에 사는 50대 초반의 K 씨는 맨발걷기를 시작한 지 1년 정도 지났을 무렵 놀라운 경험을 했습니다. 갱년기를 거치면서 멈춘 생리가 다시 시작된 것입니다.

이처럼 맨발걷기는 여성들의 갱년기 증후군뿐 아니라 대사 증후군에도 효과가 있습니다.

맨발의 기적

05

맨발걷기로 행복해진
아이들의 일상

학습 능력 향상, 불안감 해소

2007년 4월 영국 브리스톨대학교 연구팀은 흙에 서식하는 미생물인 "마이코박테리움 박케(Mycobacterium Vaccae)가 우울증 치료에 효과적인 세로토닌을 더 많이 만들게 한다"라고 밝혔습니다. 또한 미국 캘리포니아주 샌디에이고에서 열린 미생물학회(America Society for Microbiology) 110회 총회에서는 2010년 5월 25일 '맨발로 땅을 밟으면 영리해진다'라는 연구 결과가 발표되기도 했습니다.

미국 헤이그대학교의 도로시 매튜스(Dorothy Mattews)와 수잔 젠크스(Susan Jenks) 박사는 "흙에 서식하는 비병원성 박테리아인

'마이코박테리움 박케'가 인체 내로 들어오면 뇌의 신경 세포를 자극해 신경 전달 물질인 세로토닌을 증가시키고 이것이 학습 능력의 향상에 긍정적인 영향을 미친다"라고 밝혔습니다.

이 두 박사는 마이코박테리움 박케를 먹인 쥐와 일반 먹이를 먹인 쥐를 대상으로 미로를 통과하는 실험을 실시한 결과, "마이코박테리움 박케를 먹인 쥐들이 일반 먹이를 먹인 쥐들보다 미로 통과 속도가 2배 빨랐으며 미로 내에서 불안 증상을 덜 보인다는 것을 발견했다. 3주 후에 다시 실시한 실험에서도 여전히 속도가 빨랐다. 이 결과는 학생들에게 야외 활동 시간을 늘려 주면 학습 능력이 향상될 수 있다는 것을 시사한다"라고 말했습니다.

어린 시절 아이들이 야외에서 맨발로 땅을 밟으며 많은 시간을 보내면 학습 능력이 향상되고 불안감이 감소할 수 있습니다. 실제로 마이코박테리움 박케를 흡수하면 기억력이 높아지고 우울 억제 효과가 있는 세로토닌을 증가시켜 항우울증 효과가 나타납니다. 이것이 바로 맨발로 땅을 밟으며 운동하는 학생들의 성적이 향상되고 학교 폭력 문제도 해결되는 이유입니다.

독일과 핀란드에서는 이러한 결과를 바탕으로 유치원에 다니는 아이들이 흙과 친하게 생활할 수 있게 교육 과정을 개편하기도 했습니다.

맨발의 기적

학교생활의 변화 _ 영국

2016년 5월, 영국 본머스 대학교의 스티븐 헤펠(Stephen Heppell) 교수가 25개 나라에서 10년간 100개 학교의 수만 명의 학생을 관찰한 결과를 발표했습니다. 이 보고서에는 신발을 신지 않고 수업에 참여하는 학생들이 신발을 신은 학생들보다 더 높은 성적을 거둔다는 연구 결과가 실려 있습니다. 그 내용을 요약하면 다음과 같습니다.

- ✓ 학교에 일찍 등교한다.
- ✓ 학교 폭력 문제가 감소했다.
- ✓ 수업 중 집중력이 향상됐다.
- ✓ 학교 성적이 이전보다 높아졌다.
- ✓ 교실이 항상 깨끗하게 유지된다.
- ✓ 학교 비용 지출이 27% 줄어들었다.

헤펠 교수는 "아이들은 바닥에 앉아 있기 좋아하는데, 만약 신발을 신지 않으면 더욱 릴랙스해진다. 85%의 아이들은 실제로 집에서는 의자에 앉지 않고 누워서 책을 읽는다. 교실은 마치 집과 같은 환경을 갖춰야 한다. 그러면 더 많은 아이가 더 많은 책을 읽을 것이다"라고 말했습니다.

또한 "신발을 신지 않고 공부하는 아이들이 학교에 평소보다 더 일찍 오고 또 늦게까지 남아 공부한다는 사실을 상기해야 한다. 이를 평균적으로 계산해 보면 하루에 약 30분을 더 공부한다고 볼 수 있다. 그리고 교실이 항상 깨끗하게 유지되면 학교의 비용 지출을 27%나 줄일 수 있다. 새로 책상이나 의자를 살 필요가 없어 학교 비품 구입 비용도 줄일 수 있다. 아이들이 교실 바닥에 앉아 공부하기 때문이다. 모든 것은 아이들이 좋아하는 방향으로 가야 한다. 그래야만 학교생활 역시 개선될 것이다"라고 말하면서 "학업 성취 비결은 참여하는 것이다. 신발을 신지 않고 수업에 참여하는 학생들이 신발을 신은 아이들에 비해 수업 참여도가 훨씬 높다"라고 덧붙였습니다.

교육 전문가들은 "수업 시간에 신발을 신지 않는 아이들의 학습 능력이 향상되는 이유는 마치 집에 있는 것처럼 느껴 수업 시간에 더욱 릴랙스해지기 때문"이라고 말합니다.

학업 분위기 개선 및 성적 향상 _ 한국

"맨발 운동을 하면 집중력이 높아져 학교 성적이 향상되고, 체력도 좋아져 감기로 인한 결석률이 줄어들고 학교 폭력, 주의력결핍장애(ADD), 주의력결핍 과잉행동장애(ADHD)까지 개선된다"

라고 말하면, 이 말을 믿는 사람이 과연 몇 명이나 될까요? 하지만 실제로는 맨발걷기로 다양한 질병이 치유·개선될 뿐 아니라 학교 분위기와 학생들의 품행까지 송두리째 바꿔놓은 사례를 수없이 접할 수 있습니다.

맨발 운동으로 건강만 챙기는 것이 아니라 학교 성적이 향상되고 심지어 학교 폭력까지 감소한다는 것을 증명하는 사례는 2019년 1월 1일 자 <조선일보(인터넷판)> "맨발 운동 30분의 마법…아이들 뇌가 깨어났다"라는 기사에서 확인할 수 있습니다. 이 내용을 소개하면 다음과 같습니다.

우리나라에서 '맨발걷기 운동'을 학교 차원에서 맨 처음 도입한 곳은 '대구광역시 관천초등학교'입니다. 2016년 이 학교에 이금녀 교장이 부임했을 때만 해도 새싹처럼 활기차야 할 학생들이 기운이 없어 축 늘어져 있었으며 체력이 달려 학교에 걸어오는 것조차 힘들어하는 아이들이 많았고 감기로 인한 결석과 학교 폭력도 많았습니다.

학생들이 학원만 다니며 운동할 시간이 없어 항상 텅 비어 있는 운동장을 바라보던 교장은 '학교에서만이라도 많이 움직이게 해 체력을 길러 주자'라고 생각한 끝에 교사들과 상의해 오전 10시 20분부터 하루 30분씩 1~6학년 전교생이 운동장으로 나와 맨발로 마음껏 뛰노는 '중간 체육 시간'을 만들었습니다. 교사들도 농구공, 피구공, 훌라후프와 같은 운동 기구를 갖고 나와 맨발로 학생들과 함께 놀았습니다.

학교에서의 체육 시간이 늘자, 몸이 아파 결석하는 애들이 줄어들었습니다. 2015년 전교생 340명의 1년간 질병 결석일은 101일로 질병 결석 비율이 30%였지만, 2년 후인 2017년에는 이 비율이 2년 전의 절반인 15% 이하로 뚝 떨어졌습니다.

전교생을 대상으로 한 설문조사에서 71%가 "맨발 운동을 하기 전보다 지금이 훨씬 더 건강해졌다"라고 말했으며, 한 학부모는 "우리 아이는 겨울만 되면 감기를 달고 살았는데, 학교에서 맨발 운동을 한 이후로는 감기나 비염 증상이 줄고 몸이 가벼워졌다"라고 하며 무척 기뻐했습니다.

특히 6학년 박태영 군은 갈비뼈 한쪽이 늦게 자라는 흉곽 기형을 갖고 있어서 체육 시간 때 움직이면 가슴 통증이 심해져 벤치에만 앉아 있었습니다. 그러나 2017년부터 중간 체육 시간이나 쉬는 시간에 친구들 따라 조금씩 움직이다 보니 2018년부터는 체육 수업을 곧잘 따라 하게 됐습니다. 태영 군의 어머니 김은애 씨는 "벤치에 앉아 구경만 하던 애가 다른 아이들과 함께 걷고 심지어 뛰는 걸 보니 눈물이 난다"라고 말했습니다.

그뿐 아니라 주의력 결핍 증상으로 치료를 받던 6학년 한 학생은 1년 새 증상이 많이 개선됐습니다. 담임교사는 "느닷없이 화를 내거나 수업 시간에 제멋대로 교실에서 나가버리던 아이가 운동장에서 맨발로 뛰놀면서 화가 줄고 감정 조절도 잘하게 됐고 이번 학기에는 학생회 임원도 맡았다"라고 말했습니다.

대구교육대학교 연구팀은 위와 같은 변화를 바탕으로 2018년 3월과 11월 두 차례에 걸쳐 학생들의 맨발로 운동하기 전후를 비교하는 '두뇌 활성화'를 측정했습니다. 연구팀은 "아이들이 몸을 많이 움직일수록 두뇌가 활성화되고 정서적으로 안정된다는 것을 확인했다"라며 다음과 같은 결과를 발표했습니다.

√ 집중력 + 6.5 (11.94% 증가)

√ 스트레스 − 6.98 (−13.99% 감소)

√ 인지 강도 + 17.21 (40.32% 증가)

√ 인지 속도 + 4.54 (13.77% 증가)

연구팀은 두뇌 활동 능력 뇌파 검사 결과, "불과 8개월 차이인데 정보 처리 능력을 나타내는 인지 강도, 인지 속도, 집중력 등이 크게 향상됐으며, 스트레스는 줄었다"라고 말했습니다. 또한 "특히 두뇌 발달 속도가 빠른 초등학생들은 체육 활동을 많이 해야 한다"라고 덧붙였습니다.

더욱 놀라운 사실은 맨발 운동을 많이 할수록 학생들의 평균 성적이 향상됐다는 점입니다.

● **2017년 2학년 평균 점수**

(단위: 점)

	1학기 중간고사 평균 점수	2학기 중간고사 평균 점수	향상된 점수
국어	86.50	92.71	+6.21
수학	81.79	86.50	+4.71

위와 같은 사실에 고무된 학교는 교훈도 '지덕체(智德體)'에서 '체력을 길러야 인성과 지성이 따라온다'라는 의미의 '체덕지(體德知)'로 변경했습니다.

불과 8개월 만에 학생들의 평균 점수가 대폭 향상됐다는 것은 교육계뿐 아니라 학부모도 주목해야 할 점입니다. 요즘은 많은 부모가 자녀가 열심히 공부해 원하는 학교에 진학했으면 하는 마음으로 '총명탕'이라는 한방약을 지어 먹입니다. 하지만 비싼 총명탕을 먹이는 대신 학교에 가서 맨발로 학교 운동장을 많이 밟고 올 수 있도록 교육하는 것이 더 현명한 부모일 수 있습니다.

2018년 10월 2일 <K스피릿(KOREAN SPIRIT)(인터넷판)>의 "뇌 활용 행복 학교로 진화하는 대구 관천초등학교"라는 기사에는

맨발의 기적

학교 성적 향상뿐 아니라 아이들의 품행도 좋아져 학교 폭력이 없어졌고, 학부모의 만족도가 높아진 덕분에 덩달아 좋은 상도 많이 받았다는 보도를 확인할 수 있는데, 그 내용을 소개하면 다음과 같습니다.

취재 기자가 이 학교를 방문한 날은 아침부터 많은 비가 내리는 날인데도 교사들을 비롯해 모든 학생이 우산을 쓰고 8시 30분부터 9시 10분까지 40분간 맨발걷기를 했습니다. 더욱 놀란 것은 교장실을 방문했을 때 교감, 교무부장, 부장 교사 모두가 양말은 물론 슬리퍼도 신지 않은 맨발이었으며, 방문객인 기자만이 양말에 슬리퍼를 신고 있었습니다.

2016년에 부임한 이금녀 교장이 학교에서 맨발 운동을 시작한 후 학교 성적 향상뿐 아니라 학교 분위기가 좋아지고 학교 폭력도 제로가 됐습니다. 그 결과 2017년에만 제18회 아름다운교육상 최우수상, 제2회 인성 교육 발표 대회 최우수상, 2017년 교육과정 우수 학교상을 받았습니다. 2018년에는 창단 3년밖에 되지 않은 오케스트라 동아리가 제43회 전국관악경연대회에서 최우수상까지 받았습니다. 졸업생들로 인해 해마다 학생들이 바뀌는데도 창단 3년 만에 전국 대회 우승까지 거머쥔 기적 같은 일이 발생했습니다.

이금녀 교장은 "맨발 운동은 '뇌 교육'이라고 생각한다. 발은 '제2의 심장'이라고 하는데, 맨발은 뇌와 곧바로 연결된 것 같다"라고 말하며, "매주 금요일에는 각자 좋아하는 악기를 배운다. 이렇게 배운 학생들이 지역민을 위해 정기 공연을 하거나 소외 계층을 위한 위문 공연도 하면서 즐거움을 함께 나누는 예술 재능 기부 활동도 하고 있다"라고 말했습니다. 이렇게 교사·학생·학부모가 모두 만족해하는 행복한 교육, 뇌를 잘 활용하는 뇌 행복 교육이 대구 관천초등학교에서 실현되고 있었습니다.

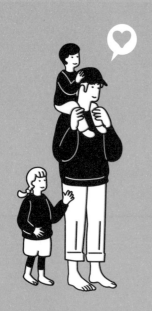

2

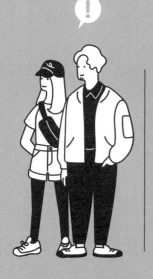

맨발의 효과

맨발로 땅을 밟으면 건강이 좋아지는 맨발 운동이 유행하기 시작하자 이에 관한 정보가 부족한 일부 사람은 "현대 의학으로 치유되지 않는 질환이 맨발로 걷기만 해도 치유·개선된다니 믿어지지 않는다"라고 말합니다.

'땅과의 접촉 효과가 과학적으로 입증됐다'라는 사실을 알리기 위해 많은 과학자가 발표한 문헌과 논문 중 일부를 발췌해 소개합니다.

땅이 준 치유의 선물,
맨발걷기

땅과의 접촉은 자연의 섭리이다

1903년 독일의 자연요법 선구자인 아돌프 저스트(Adolf Just, 1859~1936)는 『자연으로 돌아가자(Return to Nature)』(2014, literary licemsing, LCC)라는 책을 통해 맨발걷기, 맨땅에서 잠자기, 채식, 알코올과 흡연 금지, 공기가 잘 통하는 헐렁한 옷 입기 등으로 그동안 환자들을 치유한 자연요법을 발표했습니다.

그는 "자연요법에서는 특히 지구의 에너지가 매우 중요하다. 사람이 신발을 신지 않을 때는 항상 지구와 직접 접촉할 수 있다. 지구와 인간과의 밀접한 관계는 자연의 섭리이다. 이는 바로 신성불가침의 자연의 법칙과 일치한다. 자연의 섭리를 거스르면 반드시 대가를 치르게 된다. …(중략)… 식물에 뿌리가 있듯이 인간의 발에도 특별한 의미가 있다. 인간은 지구의 에너지를 발을 통해 흡수한다"라고 하면서 다양한 치료법과 맨발걷기를 강조했습니다.

인간과 동물은 땅과 직접 접촉해야 건강해진다

1940년 조지 화이트(Geoge White, 1866~1956년) 박사는 『대지와 인간을 위한 코스모 일렉트로 문화(Cosmo-Electro Culture for Land and Man)』(1940, George Starr White)라는 책에서 "인간을 포함한 모든 동물은 직·간접적으로 땅과 접촉하면서 생활하게 돼 있는데, 다양한 이유로 땅과 접촉하는 일이 줄면서 점점 건강이 악화되는 등의 나쁜 결과를 초래하게 됐다. 인간이든 동물이든 땅과 직·간접적으로 접촉해야 건강해진다"라는 사실을 알렸습니다.

물속에 사는 물고기, 물과 뭍을 오가며 사는 개구리와 뱀, 야생의 들고양이를 비롯한 각종 동물, 자유롭게 뛰놀며 텃밭을 마구 파헤치는 토종닭 등은 질병 걱정 없이 건강하게 살아가고 있습니다. 이들이 건강한 이유는 항상 맨발로 땅과 접촉하며 생활하면서 땅의 기운인 자유 전자, 즉 마이너스 전자를 흡수해 에너지를 보충하기 때문입니다.

화이트 박사의 주장처럼 모든 동물의 건강과 수명은 주거 환경의 영향을 받기 때문에 땅과의 접촉이 단절된 고층 아파트보다 맨발로 땅을 밟을 수 있는 시골이나 바닷가 근처에 사는 것이 더 건강하게 살 수 있는 지름길입니다. 이러한 사실 때문에 요즘은 시골이나 바닷가에 세컨드 하우스를 마련해 주말마다 이용하는 사람들이 늘고 있습니다.

땅과 접촉해야 만병이 치유된다

2010년 미국의 케이블 방송업자 클린턴 오버(Cliton Ober), 심장병 전문의 스티븐 시나트라(Stephen Sinatra) 박사, 자연 치유 작가 마틴 주커(Martin Zucker)가 공동 저술한 『어싱(Earthing)』이라는 책에는 침대 생활을 하는 사람이 금속 도구를 통해 땅과 접촉하거나 맨발로 걸으면서 관절염을 비롯한 각종 염증, 허리 통증, 심장질환, 전자파 과민증, 불면증, 섬유 근육통, 시차 적응 문제, 다발성 경화증, 스트레스, 부정맥, 고혈압, 고혈당 수치, 갱년기 증후군, 자폐증 등이 개선·치유된 수많은 사례가 수록돼 있습니다.

시나트라 박사는 그의 저서에서 "땅과의 접촉은 염증을 감소시키고 혈액순환의 전기적 작용을 촉진해 심장에 영향을 미치는 신경계의 작용을 안정되게 한다. 이와 같은 작용은 고혈압, 관상동맥질환, 부정맥, 심방세동과 같은 일반적인 심혈관계의 문제와 당뇨병에 긍정적으로 작용한다"라고 밝혔습니다.

맨발의 효과

질병의 처방전은 땅과의 접촉이다

2020년 로라 코니버(Laura Koniver) 박사는 『지구 처방전(The Earth Prescription)』이라는 책을 통해 "인간 질병의 가장 직접적인 치유법은 땅과의 접촉"이라고 밝혔습니다. 이 책은 모든 환자에게 땅과의 접촉을 권한 결과, 혈액의 점도가 줄어들고, 혈압이 정상화되고, 뇌파 패턴이 안정되고, 근육 긴장이 줄어들고, 통증이 사라지고, 기분이 가벼워지고, 혈당이 안정되고, 깊은 잠을 잘 수 있고, 정신 질환이 줄어들고, 집중력 지속 시간이 늘어나고, 주의력결핍장애(ADD)와 주의력결핍 과잉행동발달 장애(ADHD)가 치유되고, 심장 박동이 낮아지고, 심장 질환이 개선되고, 만성 두통, 당뇨, 소화불량 등이 치유된 사례를 소개하고 있습니다.

또한 계절에 따라 1년 내내 할 수 있는 다양한 접지 방법도 소개하고 있습니다.

맨발로 다니면 더욱 건강해진다

미국 루이지애나대학교 정형외과 의사 폴 브랜드(Paul Brand) 박사는 30년간 여러 나라에서 발을 연구한 학자입니다. 브랜드 박사는 "맨발로 다니는 사람들은 무좀, 살 속으로 파고드는 발톱, 티눈, 엄지발가락 염증, 척골통이 거의 없다. 인도에서 치유한 발목 골절 환자들은 구두를 신은 사람들뿐이었다" 또한 "맨발로 다니면 균형이 흔들리는 것을 더 빨리 감지하고 더 빨리 시정할 수 있다"라고 말했습니다.

그러나 당뇨병 환자들은 발이 비교적 무감각하며 조그만 상처나 부상도 감염과 절단에 이를 수 있기 때문에 바닷가의 부드러운 모래사장에서 시작해 면역력이 향상되고 발바닥이 두꺼워지면 공원의 잔디밭 → 촉촉한 흙길 → 학교 운동장 → 딱딱한 산길의 순서로 진행하는 것이 좋습니다.

맨발의 효과

맨발로 걸어야 하는
과학적 근거

코로나19 합병증이 치유되다

2019년 12월 31일 중국 후베이성 우한시에서 시작된 원인불명의 폐렴이 코로나바이러스 감염증으로 확인됐고, 2020년에는 치료제도, 예방 백신도 없는 코로나19가 전 세계로 확산돼 큰 혼란에 빠졌습니다. 2020년 1월 20일에는 국내에서 처음으로 코로나19 감염자가 생겼고, 2020년 3월부터 2021년 10월까지는 모든 학교가 폐쇄돼 집회는 물론 모임조차 갖기 힘들 정도로 모든 사람의 삶이 송두리째 망가졌습니다.

2023년 5월 11일 한국 정부는 3년 4개월 만에 "코로나 위기 경보를 '심각'에서 '경계'로 조정하고 이를 6월부터 본격 적용하기로 한다. 이에 따라 확진자 7일 격리 의무를 5일 권고로 전환하고 입국 후 PCR 검사 권고를 해제한다. 또한 입원 병실이 있는 병원 이

외의 모든 장소에서 실내 마스크 착용 의무를 해제한다"라고 발표했습니다. 이로써 2023년 5월 12일 0시 기준 34,591명을 사망하게 해 많은 사람에게 공포와 슬픔을 안겨 준 코로나19가 마침내 종식됐습니다. 하지만 언제 또다시 재유행할지 알 수 없습니다.

땅과의 접촉이 코로나19의 예방과 치유에 매우 효과적이라는 것을 증명하는 실험 결과가 있습니다. 이와 관련해 미국 정부 웹사이트에 게재된 내용이 2021년 5월 11일 자 <동아일보>에 보도됐는데, 그 내용을 소개하면 다음과 같습니다.

2020년 12월 이라크 바스라대학교 의과대학 하이더 압둘-라티프 무사(Haider Abdul-Lateef Mousa) 교수가 「땅과의 접촉(Earthing)으로 코로나19 예방과 치유하기」라는 논문을 발표했다. 무사 교수는 2020년 5월부터 11월까지 코로나19에 감염된 32~88세의 환자 59명을 대상으로 땅과의 접촉 효과를 실험했다.

"중증 환자 20명, 중등도 환자 28명, 경증 환자 11명을 맨발로 땅을 걷게 하거나 건물의 접지 시스템을 통해 하루 15분~3시간 동안 땅과 접촉한 결과는 너무나 놀라웠다. 코로나19 환자의 특징인 발열, 호흡 곤란, 기침, 두통, 가슴 통증, 미각과 후각

맨발의 효과

상실, 식욕 부진 등이 환자에 따라 1~3일 만에 사라진 것이다."

"가장 놀라운 것은 56세 환자였다. 호흡 곤란, 기침, 발열, 혈액 산소 농도 74%로 병원에 입원해 1주일 동안 치료해도 전혀 개선되지 않아 지속적으로 산소 공급과 약물 치료를 했지만, 2주째 병세가 극도로 악화돼 호흡 곤란이 심각했다. 혈액 산소 농도는 38%로 떨어졌으며 폐는 70% 이상 감염됐다. 이 환자를 하루 3시간씩 땅과 접촉시킨 결과, 이틀째는 산소 공급으로 혈액 산소 농도가 95%로 증가했고 산소 공급이 없을 때도 77%였으며 3일 후 완전히 회복했다."

"한 65세 여성은 심각한 호흡 곤란이 있었는데, 하루 40분씩 땅과 접촉한 후 간헐적 산소 공급 상태로 개선됐다."

"75세 중증 환자는 심각한 호흡 곤란을 호소해 땅과의 접촉을 권유했지만, 거부했고 2주 차에 저산소혈증으로 사망했다."

"코로나19가 유행하기 이전부터 맨발걷기를 즐기던 6명은 코로나19 확진 환자와 접촉해 감염됐지만, 경미하거나 약간의 통증을 느낀 정도에 그친 반면, 이들 가족은 모두 심각하게 감염됐다."

우리나라의 사례도 있습니다. 71세의 남성이 코로나19 예방 백신 접종 주사를 맞고 부작용으로 38도의 고열이 나서 병원에 갔는데 병원 측에서는 "입원실이 부족해 빈자리가 날 때까지 집에서 대기하라"라고 말했습니다. 병원 치료 대신 이 환자는 맨발걷기시민운동본부 박동창 회장의 권유로 맨발걷기를 했고, 곧바로 회복됐습니다. 이분은 맨발걷기의 중요성을 알게 되자 마당의 화단을 맨발걷기용으로 조성해 매일 맨발로 걷고 있습니다. 이와 같은 사례는 제 주변에도 여럿 있습니다.

피로 회복 100%, 숙면 93%의 효과가 입증되다

사람이 살다 보면 이런저런 스트레스와 분노로 만성 피로 증후군이 나타나는데, 땅과 접촉하면 스트레스·피로 증후군·통증이 한번에 완화된다는 반가운 정보가 있습니다.

2012년 1월 12일 미국 정부 공중보건 웹사이트에 실린 가에탄 슈발리에(Gaétan Chevalier) 박사팀의 [2]「인체를 지구 표면 전자에 다시 연결하는 것이 건강에 미치는 영향」이라는 연구 논문에서 '수면과 만성 통증'에 대해 발표했는데, 그 내용을 요약하면 다음

---

2 Health Implications of Reconnecting the Human Body to the Earth's Surface Electrons.

과 같습니다.

적어도 6개월 동안 수면 장애, 만성 근육통, 관절통을 앓고 있는 60명(남성 32명, 여성 28명)을 두 그룹으로 나누고 실험군 A팀 30명은 땅과 접촉할 수 있게 된 매트에서, 대조군 B팀 30명은 땅과 단절된 매트에서 잠을 자게 했습니다. A팀 30명 중 보고서를 제출하지 않은 3명을 제외한 27명의 결과는 다음과 같습니다.

● **주관적인 수면·통증·건강에 관한 설문**

구분	전과 다름없다	많이 좋아졌다
잠드는 시간이 짧아졌다	4명(15%)	23명(85%)
수면의 질이 좋아졌다	2명(7%)	25명(93%)
제대로 휴식을 취했다	0명(0%)	27명(100%)
근육 경직 및 통증이 완화됐다	5명(18%)	22명(82%)
만성 등 및 관절 통증이 완화됐다	7명(26%)	20명(74%)
건강에 도움이 된다	6명(22%)	21명(78%)

실험에 참여했던 사람 중 "잠드는 시간이 짧아졌고 숙면을 취할 수 있었다"는 93%, "통증이 완화됐다"는 82%, "건강에 도움이 됐

다"는 78%, "제대로 휴식을 취해 피로가 풀렸다"는 100%로 나타나 땅과의 접촉이 수면의 질 향상, 피로 회복, 통증 완화 효과까지 있다는 것을 알 수 있습니다.

두통, 불면증, 신경쇠약증이 사라지다

독일의 세바스찬 크나이프(Sebastian Kneipp, 1821~1897년) 신부는 1886년 『나의 물 치료법(My Water Cure)』이라는 책을 통해 냉수요법과 맨발걷기의 우수성을 널리 알린 인물입니다.

크나이프 신부의 책에는 물을 이용해 면역력을 향상시키는 '하이드로테라피 요법' 외에 이슬에 젖은 풀, 돌, 눈 위를 맨발로 걷도록 권장해 수많은 사람이 치유된 사례가 실려 있습니다. 신경쇠약증이라는 진단을 받은 환자, 참을 수 없을 정도의 신경성 두통에 시달리는 환자, 불면증과 식욕 부진으로 고생하는 환자에게 이슬에 젖은 풀이나 돌 위를 매일 맨발로 걷게 해 건강을 되찾게 한 사례와 수년 동안 동상으로 인해 심한 염증에 시달리던 여자, 치통 때문에 고통을 호소하던 17세 소녀에게 눈 위를 맨발로 걷게 한 결과, 깨끗이 치유된 사례도 함께 수록돼 있습니다.

맨발의 효과

스트레스와 동통이 사라지다

2004년에 발행된 「대체·보완 의학 저널(Journal of Alternative and Complementary Medicine)」지에 게재된 모리스 갈리(Morris Ghaly) 박사팀의 [3] 「수면 중에 땅과 접촉한 사람의 코르티솔 수치와 수면, 동통, 스트레스에 관한 주관적인 보고」라는 논문에는 "12명을 8주간 땅과 접촉하게 한 결과, 잠자는 동안의 코르티솔 수치가 현저하게 감소하고 낮의 코르티솔 분비도 개선됐다. 또한 수면 장애가 없어졌고, 몸이 쑤시고 아픈 동통 현상과 스트레스가 완화되거나 완전히 사라졌다. 이러한 변화는 남성보다 여성에게 확연히 나타났다"라는 내용이 실려 있습니다. 참고로 코르티솔 호르몬은 스트레스성 호르몬으로, 과잉 분비되면 불면증을 유발하는 물질입니다.

몸의 정전기가 빠져나가다

2005년 1월에 발행된 「유럽의 생물학과 생체전자기학(European Biology and Bioelectromagnetics)」지에 게재된 로저 애플화이트

---

3 The biologic effects of grounding the human body during sleep as measured by cortisol levels and subjective reporting of sleep, pain, and stress.

(Roger Applewhite) 박사의 [4]「인체의 전압을 낮추기 위해 전극(電極) 패치 및 전도성(傳導性) 침대 패드를 이용한 어싱의 효율성」이라는 논문에는 "땅과 접촉하자마자 인체에 흡수된 외부의 정전기가 70% 감소했다"라는 내용이 담겨 있습니다.

정전기는 화학섬유로 된 옷을 입는 겨울철에 흔히 발생하지만, 사람이 맨발로 땅을 밟거나 땅과 연결된 상태에서 털옷을 벗으면 정전기가 전혀 발생하지 않습니다. 정전기가 배출되지 않고 몸에 축적되면 혈액순환 장애를 일으켜 온갖 질병의 원인이 되므로 겨울철에도 땅과의 접촉이 중요합니다.

자율신경의 균형이 자동으로 조절되다

2006년 1월에 발행된 「유럽의 생물학과 생체전자기학(European Biology and Bioelectromagnetics)」지에 게재된 가에탕 슈발리에(Gaétan Chevalier) 박사팀의 [5]「어싱이 인체에 미치는 생물학적 영향」이라는 논문에는 "28명을 두 그룹으로 나눠 시행한 결과, 실제

---

4 The effectiveness of a conductive patch and a conductive bed pad in reducing induced human body voltage via the application of earth ground.

5 The effect of Earthing(grounding) on human physiology.

로 실험에 참여한 28명 모두 자율신경의 균형이 조절됐으며 전면적인 스트레스 수치와 긴장이 점차 감소했다"라는 내용이 담겨 있습니다.

● **교감신경과 부교감신경의 역할**

구분	교감신경이 지배할 때	부교감신경이 지배할 때
림프구 (백혈구 일종)	수치가 낮다	수치가 높다
과립구 (백혈구 일종)	수치가 높다	수치가 낮다
혈액순환	좋지 않다	좋다
체온	낮고 손발이 차갑다	높고 손발이 따뜻하다
호흡	거칠고 빠르다	깊고 느리다
혈압	높아진다	낮아진다
수면	좀처럼 잠들지 못한다	쉽게 잠든다
음식 소화	소화불량이 나타난다	소화가 잘된다

자율신경은 전신에 분포된 혈관, 내장 등과 같은 각종 장기의 기능을 조절하는 신경으로, 교감신경과 부교감신경으로 나뉩니다. 직장에서 긴장하며 일할 때는 교감신경, 즐거운 식사를 하거나 느긋하게 휴식을 취할 때는 부교감신경이 신체를 지배합니다.

시소처럼 오르락내리락하며 인체에 작용하는 자율신경 시스템이 균형을 잃고 한쪽으로 치우치면, 즉 늘 긴장된 생활로 교감신경만이 작용하고 부교감신경 기능이 저하되면 불면증을 비롯한 각종 질병이 발생하기 시작합니다.

자율신경 시스템이 균형을 유지하면서 작용하도록 에너지를 제공하는 것이 땅에서 올라오는 자유 전자입니다. 이러한 마이너스 전자(자유 전자)가 풍부하게 공급되면 자율신경이 자동으로 조절돼 우리의 건강을 지켜 주는 파수꾼 역할을 합니다.

긴장이 줄고 염증이 완화되다

2007년에 발행된 「셔틀 에너지와 에너지 의학(Subtle Energy and Energy Medicine)」지에 게재된 가에탄 슈발리에(Gaétan Chevalier) 박사팀의 [6]「어싱은 인간의 생리학에 영향을 미친다」라는 논문에

---

6 The effect of earthing on human physiology(part Ⅱ): Electrodermal measurements.

는 "인체는 지구와 직접적인 접촉을 하면서 생활하도록 돼 있다. 그래서 우리는 이와 반대로 '지구와의 접촉을 단절하면 신체에 어떤 영향을 미칠까?'라는 실험을 했다. 이에 대한 해답을 얻기 위해 실험자의 발바닥에 전극 패치를 붙이고 땅에 묻은 어싱 막대에 전깃줄로 연결한 후 28분 동안 측정한 결과, 신체의 긴장이 줄어들고 이완돼 염증이 감소했다. 어싱 후에는 스트레스 감소와 자율신경계의 기능이 정상화됐다"라는 내용이 담겨 있습니다. 짧은 시간 동안 땅과 접촉만 했는데도 스트레스가 경감돼 자율신경계의 기능이 정상화되고 염증이 감소했다는 것은 기적에 가까운 일입니다.

80대의 당뇨병 환자가 겨울철에 발에 맞지 않은 부츠를 신었다가 복숭아뼈에 염증이 발생해 8개월 동안 치료를 받아도 치유되지 않아 다리를 절며 생활했는데, 매일 30분씩 땅과 접촉한 결과, 2주 만에 완치된 사례도 있습니다.

땅에서 올라오는 에너지인 자유 전자가 좀처럼 아물지 않던 염증을 치유할 정도로 효력이 있다는 사실에 주목해야 합니다.

당뇨병 환자의 고혈당 수치가 내려가다

2011년에 발행된 「대체·보완 의학 저널(Journal of Alternative

and Complementary Medicine)」지에 게재된 카롤 소칼(Karol Sokal) 박사팀의 [7]「신체의 생리 작용에 영향을 미치는 땅과의 접촉」이라는 논문에는 '인체가 구리 전깃줄을 통해 땅과 접촉할 때 생리 작용에 미치는 영향'이 5가지로 나뉘어 게재돼 있습니다.

실험 (1) 어싱이 백신에 미치는 면역 반응을 측정 (32명)

실험 (2) 어싱이 갑상선 기능에 미치는 영향을 측정 (12명)

실험 (3) 어싱이 포도당 농도에 미치는 영향을 측정 (12명)

실험 (4) 어싱으로 혈청 전해질 농도를 측정 (28명)

실험 (5) 어싱으로 인산칼슘의 항상성과 혈청 농도의

철분 수치를 측정 (84명)

땅과 접촉한 그룹과 비접촉 그룹으로 나눠 시행한 결과, 땅과 접촉한 그룹은 '유리 트리요오드 타이로닌'이 감소하고 '유리 티록신'과 '갑상선 자극 호르몬'이 증대했으며 당뇨병 환자의 혈당 수치가 감소했습니다.

당뇨병 환자에게 가장 반가운 것은 혈당수치가 내려가는 것입니다. 심장 전문의인 시나트라 박사는 "맨발걷기로 땅과 접촉하면

---

[7] Earthing the human body influences physiologic process.

혈당수치가 매우 빠른 속도로 감소하므로 담당 의사와 상의해 약물을 줄이는 것이 좋다"라고 말했습니다.

맨발걷기는 당뇨병뿐 아니라 갑상선 기능의 회복에도 효과가 있습니다. 갑상선 호르몬은 신체의 대사 속도를 조절하는 역할을 하는데, '갑상선기능항진증'으로 호르몬이 지나치게 많이 분비되면 우리가 먹은 음식이 빨리 연소돼 땀이 많이 나고 체중이 감소합니다. 또한 자율신경의 흥분으로 신경이 예민해지고 몸이 떨리는 증상이 나타나며 심장 박동이 빨라지고 위장의 운동 속도도 빨라져 대변을 자주 보거나 설사를 하게 됩니다. 이와 반대로 '갑상선기능저하증'으로 호르몬이 지나치게 적게 분비되면 대사 활동이 감소돼 자율신경이 둔해져서 맥박과 위장 운동 속도가 느려지고 추위를 많이 타며 얼굴과 손발이 붓거나 체중이 증가하고 정신 활동도 저하되며 말이 느리고 어둔해집니다.

갑상선기능항진증이든, 갑상선기능저하증이든 맨발걷기로 갑상선 기능이 향상돼 약물을 줄이거나 중단한 사례도 있으므로 갑상선 기능에 이상이 있다면 맨발걷기를 열심히 하는 것이 좋습니다. 좀더 자세한 내용은 181쪽 '갑상선 질환'을 참조하시기 바랍니다.

스트레스와 심장 질환이 개선되다

2011년에 발행된 「통합 의료: 임상의 저널(Integrative Medicine: A Clinician's Journal)」지에 게재된 가에탄 슈발리에(Gaétan Chevalier) 박사팀의 [8] 「감정적 스트레스와 심박 이상과 같은 자율신경 장애가 어싱으로 개선되다」라는 논문에는 "간단한 어싱으로 심장 박동이 개선돼 심혈관 계통에 좋은 영향을 미치므로 심장 질환의 치유에 많은 도움이 된다"라는 내용이 담겨 있습니다.

사람이 살다 보면 스트레스를 받기 마련이지만, 스트레스가 지나치면 면역력이 저하돼 만병의 원인이 됩니다. 스트레스는 특히 심장 질환자와 우울증 환자에게 치명적이며, 스트레스가 지나쳐 자살을 하는 경우도 있습니다. 맨발걷기가 현대 의학으로 해결될 기미가 보이지 않는 스트레스 경감과 심장 질환에 효과가 있다는 것은 주목할 만한 일입니다.

혈액순환이 개선되다

2013년에 발행된 「대체·보완 의학 저널(Journal of Alternative and Complementary Medicine)」지에 게재된 가에탄 슈발리에(Gaétan

---

8 Emotional stress, heart rate variability, grounding, and improved autonomic tone.

맨발의 효과

Chevalier) 박사팀의 [9]「인체는 심혈관 질환의 주요 원인인 혈액 점도를 감소시킨다」라는 논문에는 "인체와 지구 표면의 물리적 접촉이 다양한 심혈관 위험 요인에 대한 유익한 효과를 포함해 인체 생리 및 건강에 흥미로운 영향을 미친다"라는 내용이 담겨 있습니다.

이 실험에서는 건강한 사람 10명을 선발해 발바닥과 손바닥에 전기가 통하는 패치를 붙인 후 패치에 연결된 전깃줄을 건물 외부의 땅에 삽입된 스테인리스 막대와 연결하고 2시간이 경과한 다음 혈액을 채취해 실험 전후 혈액의 점도(끈적거림)를 조사했습니다. 이 실험에서 모든 사람의 적혈구 제타 전위가 평균 -2.70mV 증가하면서 적혈구가 포도송이처럼 뭉치는 현상이 현저히 감소돼 혈액순환이 잘된다는 것을 확인했습니다. 이처럼 땅과의 접촉은 약물을 사용하지 않고도 심혈관 질환을 줄이는 가장 유익하고 간단한 방법입니다.

적혈구 표면의 평균 제타 전위가 -9.3mV~-15mV가 돼야 적혈구끼리 서로 달라붙지 않아 혈액순환이 잘되는데, 제타 전위가 낮아 -9.3mV 이하가 되면 적혈구가 포도송이처럼 뭉쳐 혈액순환장애가 발생합니다. 대표적인 증상으로는 혈전이 생겨 다음 그림

---

[9] The Earthing (grounding) the human body reduces blood viscosity.: A major factor in cardiovascular disease.

처럼 적혈구끼리 뭉쳐 모세혈관을 통과하지 못하기 때문에 심혈
관 계통에 문제를 일으키거나 어깨가 결리기 시작하고 혈압이 올
라갑니다.

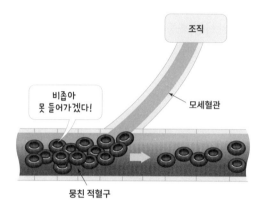

모세혈관을 통과하지 못하는
뭉친 적혈구

　땅과의 접촉으로 제타 전위가 평균 270% 향상됐다는 사실은
자석이 같은 극끼리 만나면 서로 밀어내듯이 적혈구끼리 서로 밀
어내는 힘이 그만큼 강해졌다는 것을 의미합니다. 서로 밀어내는
힘이 강해진 적혈구는 포도송이에서 떨어져 나온 낱개의 포도알
처럼 뿔뿔이 흩어지므로 혈액순환이 잘될 수밖에 없습니다.
　건강에 관한 가장 중요한 지식은 모세혈관을 통과하는 적혈구

맨발의 효과

모양이 어떻게 변형되는지를 아는 것입니다. 생활필수품을 실은 택배 차량에 해당하는 적혈구가 아파트 입구나 주택가 골목길에 해당하는 모세혈관을 통과하지 못하면 영양소의 공급이 불가능 해져서 세포가 굶주리게 됩니다.

낱개의 포도알처럼 뿔뿔이 흩어진 적혈구는 땅에서 흡수한 마 이너스 전자 덕분에 다음 그림처럼 모세혈관을 쉽게 통과합니다.

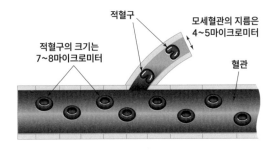

마이너스 전자의 도움으로 분리돼
모세혈관을 통과하는 적혈구

모세혈관의 지름은 4~5마이크로미터, 적혈구의 크기는 7~8마 이크로미터이므로, 그림처럼 적혈구 1개가 'ㄷ'자 모양으로 접혀 야 겨우 통과할 수 있습니다. 적혈구가 모세혈관을 통과하면서 각 종 영양소를 혈관 근처의 조직과 세포에 공급하고 쓰레기에 해당하는 각종 노폐물을 싣고 정맥을 통해 심장과 허파 쪽으로 되돌아갑니다. 이렇게 모세혈관까지 혈액순환이 잘되면 손발이 따뜻해지며 뭉친 어깨도 풀리고 얼굴은 복숭아의 빛깔처럼 불그스레해집니다.

건강의 비결은 포도송이처럼 뭉친 적혈구를 낱개의 포도알처럼 뿔뿔이 흩어지게 하는 마이너스 전자입니다. 땅에서 흡수한 마이너스 전자 덕분에 적혈구가 뿔뿔이 흩어졌다 하더라도 혈액이 충분해야 제대로 작용할 수 있으므로 충분한 양의 물과 적당량의 소금을 섭취해 혈액을 묽게 해야 합니다.

인지 속도가 빨라지고 집중력이 향상되다

2021년 경북대학교 김태훈 교수와 계명대학교 김기진 교수는 「맨발걷기 운동이 중학생의 인지 기능 및 두뇌 스트레스에 미치는 영향」이라는 논문에 G중학교 1학년 학생 59명을 대상으로 실시한 실험 결과를 발표했습니다.

걷기 운동을 시키지 않는 통제 그룹 20명을 제외하고 운동화를 신은 그룹 19명과 맨발 그룹 20명으로 나눠 걷기 운동을 실시했습니다. 준비 운동과 정리 운동 각각 5분, 걷기 운동 30분으로 하루에 총 40분의 운동을 1주일에 4회 이상의 빈도로 총 12주간 실시한 결과, 집중력에서는 맨발 그룹이 운동화 그룹보다, 운동화 그룹이 통제 그룹보다 높게 나타났으며, 인지 강도와 인지 속도에서도 맨발 그룹이 운동화 그룹과 통제 그룹보다 높게 나타났습니다.

"결론적으로 맨발걷기 운동은 일반 걷기 운동보다 학생들의 인지 강도, 인지 속도, 집중력을 향상시키고 두뇌 스트레스를 감소시킬 수 있는 효과적인 운동 프로그램으로 판단된다"라고 발표했습니다.

나이를 먹으면 집중력이 떨어지고 인지 속도가 느려져 치매로 발전할 수 있는데, 다양한 연구를 통해 맨발걷기가 운동화를 신고 걷는 것보다 치매 예방과 치유에 효과가 크다는 것이 과학적으로 밝혀졌습니다. 또한 맨발로 걸으면 집중력이 향상되고 인지 속도가 빨라지는 이유는 두뇌와 연결된 엄지발가락의 신경이 자극을 받기 때문입니다. 좀 더 자세한 내용은 192쪽 그림을 참조하시기 바랍니다.

각종 질병으로 고생하지 않는다

2011년에 발행된 『고대의 삶(Ancient Ways)』이라는 책에는 미국의 정신건강의학과 전문의이자 인류학자인 제랄 블랜차드(Geral Blanchard) 박사가 아프리카 부시맨들을 비롯한 여러 부족의 사람과 함께 생활한 체험담과 아프리카 탄자니아 북서부의 하자베족이 아직도 맨발로 생활하는 모습이 게재돼 있습니다.

아프리카 탄자니아 정부의 조사에 따르면, 하자베족 사람들은 다른 지역의 사람들과 달리, 비만을 비롯한 각종 질병으로 고생하는 사람이 거의 없다고 합니다. 현대 의료 혜택을 받지 않는데도 대부분 몸이 아파 병원에 간 적이 없다고 하는데, 그 이유는 어린이든 성인이든 모두가 맨발로 생활하기 때문입니다.

맨발로 생활하는 것은 가난의 상징이 아니라 건강한 삶을 누릴 수 있게 하는 행복의 원천입니다.

맨발의 효과

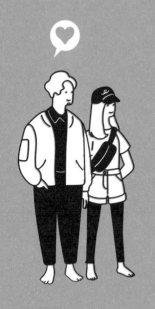

3

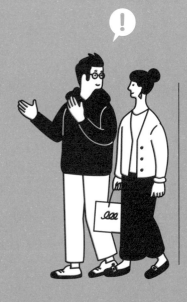

맨발에
열광하는
사람들

최근 맨발로 걸으면 질병이 치유돼
건강에 도움을 주고, 학교 분위기 쇄신과 성적 향
상, 학교 폭력까지 감소한다는 과학적인 데이터
가 제시됐습니다. 이에 고무된 일부 학교와 지방자
치단체에서는 많은 예산을 투입해 '맨발걷기 길',
'맨발 산책로'를 조성하고 있습니다. 이러한 맨발
걷기 붐이 일기 전에도 오랫동안 맨발을 고집하는
사람들이 많았습니다.

01

맨발 학교

우리나라에서 맨발걷기 붐을 일으킨 분은 '맨발걷기 국민운동본부'의 박동창 회장입니다. 박 회장은 2006년 국내 최초로 맨발걷기의 중요성을 널리 홍보하기 위해 『맨발로 걷는 즐거움』이라는 책을 저술했습니다. 그 후 맨발걷기에 관한 수많은 체험담과 정보를 수집해 2019년과 2021년에는 『맨발걷기의 기적』, 『맨발로 걸어라』, 2023년에는 『맨발걷기의 첫걸음』, 『맨발걷기가 나를 살렸다』라는 책을 저술했습니다. 또한 '맨발걷기국민운동본부'와 '맨발걷기 숲길 힐링스쿨'을 설립해 맨발걷기와 관련된 지식을 바탕으로 맨발걷기의 중요성을 전국적으로 알리고 있습니다.

국내에서 '맨발 학교'가 본격적으로 알려지게 된 것은 대구교육대학교 권택환 교수 주도로 2013년 3월 1일에 발족한 '맨발 학교' 덕분입니다. 권 교수는 『맨발 학교』, 『맨발 교실』, 『맨발 일기』라는 책을 저술해 청소년 학생들에게는 '지덕체(智德體)'보다 '체덕지

(體德智)'가 더 중요하다고 주장했습니다. 권 교수의 이러한 노력 덕분에 맨발 학교는 초등학교 6학년 국어 교과서에도 게재됐으며 전국 각지의 초등학교는 물론, 일부 중·고등학교까지 운동장에 맨발걷기 공간을 조성해 동참하는 사례가 해마다 꾸준히 늘어나고 있습니다.

동양에서 맨발 학교가 맨 처음 시작된 곳은 일본 후쿠시마현 이와타시 츄부초등학교입니다. 1977년 당시 이 학교의 교장은 가을이 돼도 학생들이 야외에서 활발하게 놀 수 없게 되자 많은 아이가 쉽게 감기에 걸리는 것을 안타깝게 생각하고 "체력 단련을 위해 실내에서는 맨발로 걷게 하자"라고 제안하면서 시작됐습니다. 1981년부터는 학부모들의 동의를 얻어 운동장에서도 1년 내내 맨발로 활동하도록 지도한 결과는 다음과 같습니다.

- ✓ 감기에 잘 걸리지 않는다.
- ✓ 발의 소중함을 인식하게 됐다.
- ✓ 맨발로 걸으면 기분이 상쾌해진다.
- ✓ 집중력이 향상돼 수업 분위기가 달라졌다.
- ✓ 학생들이 순종적이며 학교 폭력이 감소했다.
- ✓ 교실이나 체육관에서 미끄러져 다치는 일이 없다.
- ✓ 미끄러질 염려가 없으므로 느긋하게 활동할 수 있다.

이와 같은 결과가 알려지자 맨발 운동을 채택하는 학교가 늘어나기 시작해 전국적으로 확산됐으며 유치원에서도 채택하는 곳이 생겨났습니다.

02

맨발 유치원

앞서 언급한 학교에서 맨발 운동이 좋은 효과를 거두자 1982~1986년 사이 일본 이와타시의 모든 초등학교에서 맨발 운동이 채택되고 점차 전국적으로 확산되기 시작했습니다. 일부 유치원도 이에 영향을 받아 신발은 물론 양말까지 벗고 맨발로 생활하는 곳이 2022년 12월 말 기준 전국 397곳에 이릅니다.

일본에서 '맨발 유치원'으로 가장 유명한 곳은 가고시마현 시부시 '도오리야마 보육원'입니다. 이곳은 천재 교육법으로 일본 전역에 큰 반향을 일으킨 '슈퍼 유치원'으로 잘 알려져 있습니다. 이 보육원의 방침은 맨발로 맨땅을 밟게 하고 좋아하는 흙놀이와 물놀이를 즐기며 친구들과 어울려 놀게 하는 것입니다.

맨발로 생활하는 것과 아이들의 능력 사이에는 어떤 연관성이 있을까요? 아이들의 두뇌 계발에는 맨발로 땅을 밟는 맨땅요법이 정말 좋다는 사실을 알 수 있는 내용이 우리나라 SBS 방송사의 스페셜프로에 방영됐는데, 그 내용을 소개하면 다음과 같습니다.

일본 도오리야마 보육원에는 갓난아이부터 7살 미취학 아동까지 90여 명이 있는데, 이곳의 아이들은 맨발로 생활하며 스스로 공부를 하는 곳으로 알려져 있습니다. 5살에 주산을 이용해 산수 문제를 푸는 아이들도 있고, 졸업 무렵이 되면 대부분 주산 2급 수준에 도달해 성인도 풀기 힘든 산수 문제를 척척 해결합니다.

음악 시간은 더욱 놀랍습니다. '아이들이 눈을 가리고 집중해서 들으면 절대 음감이 향상된다'라며 눈을 가린 채 선생님의 피아노 소리에 따라 악기를 연주하도록 한 결과, 4살 이전에 음감을 익혀 피아노 소리를 듣기만 해도 사나흘이면 악보도 없이 한 곡을 모두 연주할 수 있습니다.

3살부터 읽기와 쓰기를 익힌 아이들은 책을 한 번에 2~3권씩 읽기도 하는데, 보육원을 졸업하고 초등학교에 입학할 때는 대부분 2,000여 권, 많게는 3,000권을 읽은 아이도 있습니다. 이들의 어휘력·사고력·판단력·표현력이 어느 정도일지는 가늠하고도 남습니다.

더욱 놀라운 것은 선생님이 시켜서 하는 것이 아니라 아이들이 스스로 하고 있다는 것입니다. 그 비결은 심력(心力), 학력(學力), 체력(體力)을 스스로 기르기 위해 아이들의 4가지 심리를 이용하는 교육 방침입니다.

맨발에 열광하는 사람들

자녀를 양육해 본 부모들은 대부분의 아이에게 다음과 같은 공통 심리가 있다는 것을 인정합니다.

✓ **경쟁을 하고 싶어 한다.**

✓ **흉내를 내고 싶어 한다.**

✓ **남에게 인정받고 싶어 한다.**

✓ **약간 어려운 것을 하고 싶어 한다.**

이곳에서는 이와 같은 심리를 이용해 아이들의 하고자 하는 의욕을 북돋아 주는 것입니다. 이를 '재능 개화(才能開花)의 법칙'이라고 합니다. 어린이들은 호기심이 많아 한 가지 일을 성취하면 다음 단계로 발전합니다.

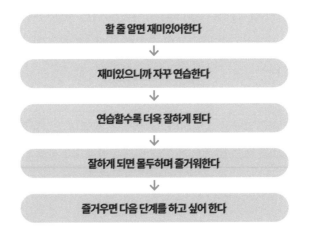

할 줄 알면 재미있어한다
↓
재미있으니까 자꾸 연습한다
↓
연습할수록 더욱 잘하게 된다
↓
잘하게 되면 몰두하며 즐거워한다
↓
즐거우면 다음 단계를 하고 싶어 한다

보육원의 교사들은 "이러한 사이클을 거듭할 수 있는 환경을 만들어 주면 어린이의 잠재력을 끌어 낼 수 있다. 어린이가 스스로 탐구하며 배우고자 하는 의욕을 길러 주는 것을 목적으로 스스로 생각하고 행동할 수 있는 인간성을 만드는 것이 중요하다"라고 말했습니다.

체육 시간도 매우 놀랍습니다. 고작 5살밖에 안 된 아이들이 자신의 키보다 훨씬 높은 10단 뜀틀을 가볍게 뛰어넘으며, 물구나무 걷기, 브리지 자세와 같은 어른도 하기 힘든 동작을 척척 해냅니다. 일본의 다른 보육원보다 체육 시간이 20배나 많은데도 모든 활동을 맨발로 하고 있습니다.

맨발로 달리면 발동작이 빨라지고 몸의 균형도 좋아져 운동 신경이 발달하게 된다는 것입니다. 맨발 운동을 하면 당연히 학습 효과가 좋아질 것으로 생각해 아침에 보육원에 오자마자 20분 동안 맨발 달리기를 하게 하고, 공부하다 산만해지면 운동장을 맨발로 마음껏 뛰어다니게 합니다. 땅바닥이 발을 자극해서 더 예민해지기 때문에 이 아이들의 달리기는 초등학교 2학년 수준의 속도를 내게 합니다. 또한 이곳에서는 흔한 감기는 물론, 천식, 아토피성 피부염을 앓는 아이도 없습니다.

초등학교 2학년으로 뇌성마비를 앓고 있는 한 아이는 방학 때마다 이곳에 와서 맨발로 달립니다. 처음 4살 때는 제대로 걷지도

맨발에 열광하는 사람들

못했지만, 이곳에서 맨발로 생활하면서 이제는 혼자서 운동장을 달리기도 합니다.

운동장을 맨발로 달린 아이들은 교실에 들어오면 피곤하기는 커녕 눈이 더 초롱초롱해져 책을 펼쳐 듭니다. 맨발로 달리면 뇌에 산소 공급이 원활해져 뇌가 활성화되므로 열심히 책을 읽으며 선생님의 말씀을 들을 때나 다른 공부를 할 때도 집중력이 높아집니다.

인터뷰에 응한 강릉대학교 유아교육과 김득란 교수는 "발바닥의 감각은 예민해서 바닥의 상태나 기울기 등을 감지하고 그때마다 평형을 유지하려고 노력하게 되는데, 이러한 점들이 아이들에게 중요한 학습 과정이 돼 준다"라고 말합니다. 좀 더 자세한 내용은 유튜브에서 '아이를 천재로 만드는 맨땅요법_일본 도오리야마 슈퍼보육원'을 검색하면 확인할 수 있습니다.

— 03 —

맨발 회사

맨발걷기나 맨발 운동은 유치원생 또는 청소년 학생들이 특정한 장소와 시간에 잠깐 하는 운동이라고 치부할 수 있습니다. 하지만 1년 내내 맨발로 근무하는 회사가 있다고 하면 대부분은 '농장인가?', '수산물 가공 공장인가?'라며 고개를 갸우뚱할 것입니다.

'맨발'은 글자 그대로 '신발과 양말을 신지 않은 상태'를 말하며, '맨발 회사'는 수백 명의 직원이 사무실에서 신발은 물론 양말도 신지 않고 근무하는 회사입니다. 간혹 슬리퍼를 신는 사람도 있기는 하지만, 대부분 맨발입니다. 우리나라에서도 가족 단위나 4~5명의 규모가 작은 일부 회사는 오피스텔에서 슬리퍼를 신고 근무하는 곳이 있지만, 양말까지 벗고 맨발로 근무하는 회사는 없는 것 같습니다.

2022년 12월 현재, 맨발로 근무하는 규모가 큰 회사는 미국에

맨발에 열광하는 사람들

한 곳, 일본에 두 곳이 있습니다. 이들 회사의 공통점은 CEO가 모두 30대이며, 전자 계열의 스타트업 기업이라는 것입니다. 대부분의 스타트업 기업은 혁신적인 창조성을 존중하는 문화가 있습니다. 이 기업들은 "맨발을 고집하는 것은 특출한 아이디어를 바탕으로 혁신적인 서비스를 제공하며 급성장한 기업이라는 점을 홍보하기 위한 것이 아니라 이로운 점이 많기 때문이다"라고 말하면서 "맨발로 근무하면 특히 이로운 점이 3가지 있다"라고 강조합니다.

첫째, 스트레스가 경감됩니다. 회사원들은 "신발을 신고 장시간 근무하다 퇴근 때가 되면 새로 산 신발 때문에 발이 아프고, 귀가해서 신발을 벗을 때 발이 부어 벗기 힘들거나 무좀이 심하며 냄새가 나지만, 맨발로 근무하면 이러한 문제가 한꺼번에 해결돼 스트레스가 덜 쌓이는 것 같다"라고 말했습니다.

둘째, 직원 간의 대화가 활성화됩니다. 발이 좁은 공간에 갇혀 있지 않고 해방된 탓인지 자신의 집에 있는 것처럼 편안한 분위기가 조성된다고 합니다. 이처럼 편안한 분위기에서는 스스럼없이 터놓고 속마음을 말할 수 있어서 자연스럽게 동료 간의 친밀감, 존중심, 협동심이 생겨 회사에 긍정적인 영향을 미치게 됩니다.

셋째, 사무실을 다용도로 활용할 수 있습니다. 신발을 신고 근무하는 사무실은 바닥에 오염 물질이 많아 눈에 보이지 않는 바이러스와 세균이 많을 수밖에 없습니다. 그러나 맨발로 근무하는 사무실은 바닥이 항상 깨끗하기 때문에 편안하게 앉거나 누울 수도 있어 다음과 같이 다양하게 활용할 수 있습니다.

낮잠을 잘 수 있다

점심 식사 후 식곤증이 몰려와도 걱정할 필요가 없습니다. 신발을 신는 사무실이라면 취침용 공간이 필요하거나 책상에 엎드려 잠자는 수밖에 없지만, 마루로 된 사무실에서는 한쪽의 빈 곳에 누워 편안하게 낮잠을 즐길 수 있기 때문입니다. 요즘 전 세계적으로 작업 능률을 향상시키기 위해 일부 기업에서는 낮잠을 권장하기도 하므로 한 번쯤 고려해 볼만 합니다.

헬스장으로 활용할 수 있다

중간 휴식 시간에는 편안한 자세로 잠깐 누워 허리를 펼 수 있고 가벼운 스트레칭도 할 수도 있어서 업무 능률을 올릴 수 있습니다. 요즘 젊은 세대는 칼퇴근을 좋아하므로 퇴근 후에는 요가나 명상을 할 수 있는 공간으로 활용할 수도 있습니다.

맨발에 열광하는 사람들

위와 같은 이점을 십분 활용하는 회사는 다음과 같습니다. 집안에서도 신발을 신고 생활하는 미국 사회에서 맨발로 근무하는 회사가 있다고 하면 대부분 놀라움을 금치 못하는데, 바로 'Notion Labs, Inc'라는 회사입니다. 컴퓨터에서의 모든 업무 도구를 하나로 모은 앱을 개발해 2021년 11월 창업한 지 8년 만에 자산 가치가 100억 달러로 평가받는 회사로, 2020년 8월에는 한국어 버전을 공개하며 우리나라에도 진출했습니다.

이 회사의 공동 창업자인 이반 자오(Ivan Zhao)는 집안에서 신발을 신지 않는 가정에서 성장한 덕분에 샌프란시스코의 사무실에서도 맨발을 고집합니다. 또한 대기업처럼 지나치게 틀에 박힌 분위기는 피하고 싶어서 사무실을 아트 스튜디오처럼 꾸몄습니다. 난방 시스템은 우리나라 온돌방처럼 바닥 난방을 했으며, 반려동물이 직원들과 함께할 수 있도록 하는 등 자유롭고 쾌적한 환경의 사무실을 만들었습니다.

일본은 우리나라처럼 집안에서는 신발을 벗고 다다미 위에서 맨발로 생활하는 나라이지만, 수백 명이 근무하는 사무실에서조차 맨발로 근무하는 회사는 '아카츠키(アカツキ)'와 'OKAN'이 있습니다. 이들 회사는 창업 당시부터 맨발을 고집해 왔습니다. 회사의 CEO는 "맨발로 근무하면 발이 압박감에서 해방되고 마음까지 릴렉스해져 업무에 집중할 수 있다. 그리고 동료 간에 속내를

말할 수 있어 친밀감, 협동심이 자연스럽게 발휘돼 팀워크가 좋아진다"라고 말했습니다.

맨발을 고집하는 이들 회사에서는 혁신적인 아이디어에 필요한 영감(靈感)을 얻기 위해 오감(五感), 즉 미각, 시각, 촉감, 후각, 청각을 자극하는 음악 감상실, 도서실, 영화관, 요가실, 명상실, 체육 시설, 호텔 수준의 라운지 등 다양한 시설이 갖춰져 있습니다. 자녀가 있는 사람이 면접 보러 올 때는 아이도 함께 데리고 와서 어린이 방에서 놀게 배려하는 등 그야말로 혁신적인 회사로 알려져 있습니다.

맨발에 열광하는 사람들

맨발을 좋아하는 사람들

과학적으로 맨발걷기가 건강에 좋다는 점이 알려지기 전부터 맨발로 생활하거나 달리기, 등산, 노래를 하는 사람들이 있습니다.

맨발의 마라토너, 아베베

과거의 국제 마라톤 대회에서 우승을 휩쓰는 사람들은 주로 백인들이었지만, 오늘날의 마라톤 우승자 중에는 어릴 때부터 맨발로 생활하며 성장한 아프리카 선수들이 많습니다.

1960년 로마 올림픽 마라톤 대회에서 금메달을 수상한 에티오피아의 아베베 비킬라(Abebe Bikila) 선수는 맨발로 42.195km의 마라톤 코스를 완주해 올림픽 경기장에 참석한 사람들을 비롯해 전 세계 사람들을 놀라게 했습니다. 이 사건으로 그는 '맨발의 마라토너 아베베'로 알려지게 됐으며, 4년 후 1964년 도쿄 올림픽에서는 운동화를 신고도 우승했습니다.

1968년 멕시코, 1972년 뮌헨 올림픽 마라톤 대회에서 금메달을 수상하며 세계 육상계에 돌풍을 일으킨 주인공은 케냐인입니다. 2006년에 개최된 풀코스 161개 마라톤 대회 가운데 66개 대회를 석권한 선수들은 모두 케냐인이고, 세계 마라톤 상위 랭커 100명 가운데 무려 58명이 케냐 출신입니다. 마라톤이 아프리카 최고의 수출품이 된 비결은 고지대에서 태어나고 맨발로 생활하는 그들의 관습과 무관하다고 할 수 없을 것입니다.

아프가니스탄 맨발의 전사들

지금으로부터 300여 년 전 아흐마드 샤 두라니(Ahmad Shah Durrani)가 이끄는 아프가니스탄의 반란군이 페르시아의 강력한 점령군을 격퇴하고 근대 아프가니스탄의 시발점으로 여겨지는 두라니 왕국을 건립했을 때의 일입니다.

반란군의 지도자인 두라니는 새로 군대에 입대하는 사람들에게 용맹무쌍한 군인이 되기 위한 조건으로 충성심, 용감함, 전투 기량 외에 1년 365일 맨발로 생활하며 전투할 것을 요구했다는 기록이 있습니다.

왜 군인이 맨발로 생활하며 싸워야 했는지 그 구체적인 내용은

맨발에 열광하는 사람들

남아 있지 않지만, 맨발로 생활하면 활력이 넘치며 질병에 잘 걸리지 않는다는 것을 이미 알고 있었던 것으로 여겨집니다.

그 증거로 아프가니스탄에는 지금도 유목민 200만 명 이상이 떠돌이 생활을 하고 있지만, 이들은 해마다 봄이 되면 새로운 풀이 돋아나는 지역으로 이동할 때 맨발로 가축들과 함께 걷습니다. 그리고 북부 지역 발흐주에는 봄이 되면 맨발로 이슬에 젖은 풀밭에서 발을 쿵쿵 구르는 '파이크비'라는 전통 행사가 있습니다.

노르웨이의 노동자들

북극 나라 노르웨이에서는 목수를 비롯한 중노동자들이 예로부터 아침에 일어나자마자 이슬에 젖은 풀밭을 맨발로 걷는 습관이 있습니다. 공사장에서 힘든 일을 할 때 맨발로 풀밭을 걸으면 근육통이 쉽게 생기지 않으며 오히려 빨리 사라진다는 것을 경험적으로 알고 있는 것입니다.

맨발의 청춘 95세 할머니

맨발걷기가 건강에 좋다는 과학적인 사실도 전혀 모른 채 맨발로 밭에서 씩씩하게 일하시는 할머니의 체험담이 2019년 11월

12일 MBN 케이블 방송으로 방영됐는데, 그 내용을 요약하면 다음과 같습니다.

경상북도 봉화군 명호면의 박노희 할머니(95세)는 나이가 무색할 만큼 건강하고 정정하다. 항상 맨발로 밭일을 하는 박 할머니는 건강한 체력과 서글서글한 인상으로 마을에서도 '일 잘하는 좋은 할매'로 소문이 나 있다.

맨발 할머니는 맨발걷기가 건강에 얼마나 좋은지 모른 채 생활했지만, 맨발걷기는 무병장수의 길로 가는 방법 중 하나인 것은 확실합니다.

맨발로 등산하는 90세 할아버지

2014년 5월 22일 SBS 방송사의 「세상에 이런 일이」라는 프로그램에 등장한 90세의 박병용 할아버지는 76세 때 맨발로 걸으면 건강에 좋다는 말을 듣고 그때부터 지금까지 맨발로 등산을 즐기는 맨발 마니아입니다. 박 할아버지는 '90세는 산행하기에 딱 좋은 나이'라는 노래를 부르면서 해발 1,278m의 백운산 정상도 날다람쥐처럼 뛰어가며 가장 먼저 등정합니다. 왕성한 체력 덕분에

6군데의 산악회 회원으로서 열심히 활동하며 노후를 즐기고 있는 모습이 부럽기만 합니다.

산은 바닷가의 모래사장과 달리 길이 울퉁불퉁하고 발에 쉽게 상처를 낼 수 있는 크고 작은 뾰족한 돌, 나무뿌리, 유리조각, 가시나무 등이 흩어져 있습니다. 이러한 길을 날다람쥐처럼 뛰어가는 모습을 보면 누구나 혀를 내두릅니다. 좀 더 자세한 내용은 유튜브에서 '90세 맨발의 청춘'을 검색하면 확인할 수 있습니다.

맨발의 가수, 이은미

우리나라의 인기 가수 이은미 씨는 노래를 부를 때마다 항상 신발을 벗고 노래하기 때문에 '맨발의 디바'라는 별명을 갖고 있습니다. 노래를 더욱 애절하게 부르기 위해 맨발로 불렀던 것이 그녀의 트레이드 마크가 된 것입니다.

맨발의 반려동물

요즘은 반려동물을 집안에서 키우는 가정이 폭발적으로 늘어나면서 이들의 질병을 치료하는 동물병원도 편의점 숫자만큼이나 늘어났습니다.

저의 주변에도 집안에서 고양이, 강아지 등의 반려동물을 키우는 가정이 여럿 있습니다. 한 독신 여성은 반려견 여러 마리를 키우고 있는데 직장 생활을 하는 관계로 외출을 시키지 못하고 항상 집안에 가둬 키우는 탓에 자주 아픕니다. 반려견은 의료보험이 적용되지 않기 때문에 병이 날 때마다 병원에 상당한 비용을 지불하는데, 곁에서 보기에도 안타깝습니다.

맨땅을 뛰어다니면서 놀도록 자주 외출을 시켜 주는 반려견은 그다지 병을 앓지 않습니다. 더욱이 마당의 개집에서 사는 반려견은 병을 앓는 일이 거의 없다 해도 과언이 아닌데, 그 비밀은 바로 맨발에 있습니다. 맨발로 걸으니 다리도 튼튼해지고 땅의 에너지인 마이너스 전자, 즉 음이온 전자를 마음껏 흡수하기 때문에 면역력이 강해져 건강하게 자라는 것입니다.

맨발에 열광하는 사람들

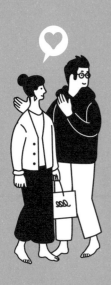

4

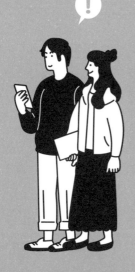

24시간 땅과 접촉해야 하는 이유

정전기는 화학섬유나 합성수지 제품에서만 발생하는 것이 아니라 인체의 혈액순환에서도 발생합니다. 전자파는 각종 전자제품, 스마트폰, 와이파이 증폭기, 송전탑, 방송국 송출탑, 이동통신 중계용 안테나에서도 발생해 우리의 건강을 위협하고 있습니다. 정전기와 전자파의 폐해를 최소화하기 위해서는 땅과의 접촉 시간을 늘려야 합니다.

01

정전기의 폐해

전기가 발견되기 이전에는 집을 흙·돌·나무를 이용해 지었고, 식기는 흙으로 빚어 만든 도기를 사용했으며, 옷은 천연섬유인 목면으로 지어 입어 정전기 걱정 없이 생활할 수 있었습니다. 하지만 최근에는 석유 화학이 발달해 전기가 통하지 않는 절연체인 합성수지와 화학 섬유가 우리의 생활 전반에 걸쳐 활용되고 있습니다.

이러한 화학 물질은 정전기를 잘 일으키기 때문에 화학 섬유로 된 옷을 벗을 때나 플라스틱 필름·합성수지를 자를 때 정전기를 일으킵니다. 정전기는 주로 습도가 낮은 겨울철에 장갑을 벗고 악수를 할 때, 자동차 도어 손잡이를 잡을 때, 쇠로 된 물건을 만졌을 때 '찌릿'하며 스파이크를 일으켜 사람을 깜짝 놀라게 합니다.

여름철에는 습도가 높아 물 분자에 의해 자연 방전되지만, 봄·가을·겨울철은 습도가 낮고 입고 있는 옷에 화학 섬유로 된 두꺼운 털 소재가 많아 여름의 얇은 옷보다 정전기가 더욱 많이 발생할 수밖에 없습니다. 정전기에 민감한 사람은 가끔 이어폰을 통해서도 정전기의 따끔한 맛을 느끼기도 합니다.

정전기는 물체끼리 마찰을 하거나 서로 부딪칠 때 발생하지만, 신체 내부에서 혈액이 순환할 때도 발생하며 외부로부터 전자파를 흡수해도 몸에 쌓입니다. 스마트폰이나 전자제품에서 발생한 전자파이든, 신체 내부에서 발생한 정전기이든 땅으로 배출되지 않고 계속 몸에 쌓이면 어떤 영향을 미치는지 다음 그림을 보면 알 수 있습니다.

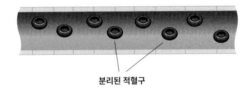

분리된 적혈구

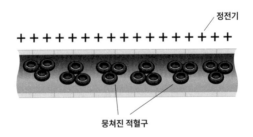

정전기

뭉쳐진 적혈구

모세혈관의 내부 모습

102쪽의 위쪽 그림은 마이너스 전하를 띤 적혈구가 서로 멀리 떨어져 혈관 내부를 원활하게 흐르고 있는 반면, 아래쪽 그림은 혈관 근처의 피부에 쌓인 플러스의 정전기로 인해 적혈구들이 포도송이처럼 뭉쳐 순조롭게 흐르지 못하고 피부 쪽 혈관 내벽에 달라붙어 있습니다. 마치 자석에 쇳가루가 달라붙어 있는 것과 같은 이치입니다. 이러한 이유로 혈액순환이 방해받으면 산소를 비롯해 각종 영양소 공급이 제대로 이뤄지지 않습니다. 이 때문에 나타나는 대표적인 증상은 다음과 같습니다.

불면증	건조한 피부	어깨가 자주 결림
손발이 차가운 냉증	비염, 가려움, 습진, 피부 알레르기	
눈의 피로, 안구 건조증	산소 부족으로 인해 두통과 통증이 자주 발생	

위와 같은 증상은 대부분 혈액순환 장애로, 눈에 띄게 나타나는 초기 증상에 불과합니다. 이러한 상태가 장기간 지속되면 눈에 보이지 않는 몸속의 각 세포에는 필요한 영양소가 공급되지 않으며 세포 내부에 발생한 노폐물인 쓰레기도 배출되지 않으므로 손발이 차가워지고 각종 장기와 조직이 스트레스를 받아 염증을 일으키기 시작합니다.

24시간 땅과 접촉해야 하는 이유

이처럼 혈액순환 장애를 일으키는 정전기는 인간의 몸과 땅이 하나가 되는 방법으로 배출해야 합니다. 야외에서 맨발로 촉촉한 흙을 밟거나 실내에서 접지 시스템이나 어싱 도구로 땅과의 접촉을 통해 수시로 정전기를 배출하는 지혜가 필요합니다.

02

전자파의 폐해

전기가 발견되기 이전에는 밤이 되면 촛불이나 식물성 기름의 등불로 불을 밝혀 생활했기 때문에 불편해도 전자파 걱정은 할 필요가 없었습니다. 하지만 1800년대에 전기가 발견되고 1879년 미국의 토머스 에디슨(Tomas Edison)이 백열전구를 만든 이후 전기가 우리 일상생활에 깊숙이 파고들어 떼려야 뗄 수 없는 관계가 됐습니다.

오늘날 인간은 전자제품에 둘러싸여 전자파의 홍수 속에서 허우적대며 살고 있습니다. 전자파는 눈에 보이지 않지만, 알게 모르게 우리의 건강에 심각한 영향을 미치고 있습니다. 이제는 24시간 땅과 접촉해야 건강을 유지할 수 있는 시대가 됐습니다.

병원에서 심장과 뇌의 전기 신호를 측정하는 '심전도(心電圖)'와 '뇌파 측정기'는 인체에도 전기가 흐르고 있다는 것을 보여 주고 있습니다. 인체는 근육 및 신경 세포까지도 모두 전기 신호로 움직이는 조직입니다. 아주 미약한 전기 신호로 움직이는 인체에 외부로부터 흡수되는 전자파는 세월이 갈수록 더욱 강력해지고 있어 앞서 언급한 혈액순환 장애 외에도 다양한 증상이 나타나고 있습니다. 천천히 걸어가는 인파 속으로 과속의 오토바이가 지나가면 사람들이 쓰러지거나 다치는 상황과 같다고 할 수 있습니다.

1979년 미국의 낸시 워트하이머(Nancy Wertheimer)와 에드 리퍼(Ed Leeper) 박사팀은 고압 송전선 근처에 사는 아이들이 다른 곳의 아이들보다 암에 걸릴 확률이 2배 정도 높다는 연구 결과를 발표해 전자파와 암의 상관관계를 밝혀냈습니다. 전자파의 유해성이 발표된 지 23년 후 2002년 국제암연구센터는 "전자파를 암을 유발하는 발암 물질 2등급으로 지정한다"라고 발표했고, 2011년 5월 세계보건기구(WHO)도 이와 동일한 내용을 발표했습니다.

한 내과 의사는 "과거에는 웬만한 질병은 식단 조절과 생활습관을 개선하면 80% 정도는 치유됐는데, 오늘날은 아무리 식단을 조절하고 생활습관을 개선해도 좀처럼 치유되지 않아 의사로서 고충이 많다. 전자파를 멀리하지 않는 한 건강이 좀처럼 개선되지 않는다"라고 말했습니다.

전자파는 눈에 보이지 않지만 암을 비롯한 각종 질환을 유발해 우리의 건강에 심각한 영향을 미치고 있기 때문에 24시간 땅과 접촉해 전자파를 배출해야 건강을 유지할 수 있는 시대가 됐습니다.

호르몬 분비에 미치는 영향

　전자파에 끊임없이 노출되면 코르티솔과 부신피질 호르몬이 지나치게 많이 분비되기 때문에 활성산소 농도가 증가해 정상 세포를 손상시키는 산화(酸化) 스트레스가 발생합니다. 산화 스트레스에 약한 췌장이 손상되면 당뇨병의 발생을 부추길 뿐 아니라 다음과 같은 증상도 유발합니다.

불면증	면역력 저하	자율신경 실조
공복 시 초조함	심한 졸음 현상	괜한 불안감과 긴장감

　또한 각종 호르몬 생산과 갑상선에도 영향을 미치기 때문에 다음과 같은 증상이 발생합니다.

불면증	생리불순	성욕 감퇴
피부 건조	불임(不姙)	자궁내막증
집중력 저하	피로 증후군	월경 전 증후군
더위와 추위에 약함		

　　24시간 땅과 접촉해야 하는 이유

생식기에 미치는 영향

전자파는 호르몬뿐 아니라 생식기인 난소, 자궁, 난자, 정자 등에도 직접 영향을 미쳐 남성 정자 세포의 DNA 손상과 정자 감소, 여성의 불임과 유산의 원인이 될 수 있다는 보고가 있습니다.

임신 중인 여성이 지나치게 스마트폰을 많이 사용할 경우, 자폐증이나 발달 장애아를 출산할 가능성이 있으며, 한창 성장 중인 어린이는 수분이 75~80%이고 세포 분열이 왕성하기 때문에 전자파의 영향을 쉽게 받아 알레르기 질환, 자가 면역 질환에 걸리기 쉽다는 것이 밝혀졌습니다.

신경 세포에 미치는 영향

외부로부터의 강력한 전자파는 미약한 전기로 움직이는 인체의 전기 흐름을 교란하며 많은 영향을 미치고, 심장의 심근 세포에 영향을 미치면 부정맥을 일으키고 뇌에서는 간질이 발생하기 쉬워집니다.

전자파는 뇌세포의 내부로 칼슘을 억지로 밀어 넣어 치매를 일으키는 단백질인 아밀로이드를 증가시키고, 염증을 일으키는 물질을 활성화시켜 알츠하이머 치매, 파킨슨병, 다발성 경화증, 루게릭병 등을 일으키기도 합니다. 유럽에서 발표된 논문에 따르면,

'강력한 전자파가 발생하는 환경 속에 살고 있는 사람은 신경변성 질환인 알츠하이머 치매, 루게릭병, 파킨슨병 등의 발생 위험이 일반인보다 2~4배 높다'는 것을 알 수 있습니다.

전자파가 신경 세포에 미치는 영향은 매우 큽니다. 스웨덴 룬드 대학교 신경학과의 리프 살포드(Leif G. Salford) 교수팀이 인간의 10대에 해당하는 생후 12~26주의 생쥐를 세 그룹으로 나눠 각각 다른 강도의 통화 모드 전자파에 2시간씩 노출시키자 생쥐의 혈액뇌장벽에 구멍이 생겼다는 내용이 2003년 1월 29일 자 미국 정부의 학술 잡지 『Environmental Health Perspectives(EHP)』(환경 건강 전망) 온라인판에 발표됐습니다.

휴대전화의 전자파가 뇌에 어떤 영향을 미치는지는 다음 그림을 보면 알 수 있습니다.

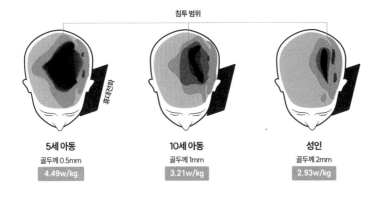

연령별 휴대전화 전자파 흡수율

혈액뇌장벽은 뇌에 유해한 물질이 들어가지 못하도록 막아 주는 장벽 역할을 하는 구조로, 이곳에 구멍이 생기면 뇌로 들어가면 안 되는 이물질이 들어가 치매를 일으키게 됩니다.

두개골이 두꺼운 성인(109쪽 오른쪽 그림)의 경우에는 전자파가 뇌 속으로 조금밖에 침투하지 않지만, 두개골이 얇은 어린이(109쪽 왼쪽 그림)의 경우에는 전자파가 뇌 속 깊숙이 침투합니다. 전자파가 뇌 속 깊숙이 침투하면 뇌가 쪼그라들 뿐 아니라 혈액의 적혈구끼리 뭉친 포도송이 모양의 혈전을 만들어 혈액순환 장애를 일으킵니다. 뇌혈관이 90초 동안 전자파에 노출되면 혈액의 적혈구가 포도송이처럼 뭉쳐 혈액순환 장애가 발생했다가 원래의 상태로 되돌아오는 데 40분이 걸립니다.

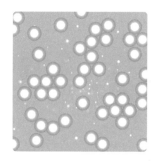
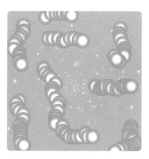

정상적인 적혈구의 모습   전자파로 뭉친 적혈구

적혈구의 LBA 비교

71쪽의 그림처럼 적혈구가 포도송이처럼 뭉치면 뇌의 모세혈관을 통과할 수 없기 때문에 뇌세포에 영양소가 공급되지 않고 뇌 속에 발생한 노폐물도 배출되지 않으므로 뇌세포가 파괴되는 결과를 초래합니다. 이처럼 뇌에 심각한 해를 끼치는 휴대전화의 전자파는 남성에 비해 여성과 두개골이 얇은 어린이에게 100배 이상 더 해로운 것으로 밝혀졌습니다.

2020년 미국 UCLA 공중보건대학의 연구팀은 임신 중 휴대전화 전자파에 오랜 시간 노출되면 출산 후 아이에게서 행동부주의와 과민행동반응 문제가 증가하고, 어린이가 하루 1시간 이상 휴대전화를 사용하면 과잉행동발달장애(ADHD) 등과 같은 행동 장애가 현저하게 증가했다고 경고했습니다.

03

정전기와 전자파,
어싱으로 해결

신체에 심각한 영향을 미치는 정전기와 전자파도 땅과의 접촉을 통해 쉽게 배출할 수 있다는 과학적인 증거가 있습니다.

2005년 1월 「European Biology and Bioelectromagnetics」에 게재된 로저 애플화이트(Roger Applewhite) 박사의 「인체의 전압을 낮추기 위해 전극(電極) 패치 및 전도성(傳導性) 침대 패드를 사용한 땅과의 접촉 효율성」이라는 논문에는 12명을 대상으로 실험한 결과가 게재돼 있습니다. 각종 전기 기구가 놓여 있는 상태의 침실에서 12명의 신체 표면 전압은 평균 3.27V/m이었지만, 땅과 접촉이 되는 침대에서 잠을 자는 동안에는 0.007V/m으로 뚝 떨어져 거의 제로 상태가 됐습니다.

전자파를 해결하는 또 다른 사례는 일본 니시야 마사시(Nishiya Masashi) 박사의 『혈류는 정전기 디톡스로 되살아난다』라는 책에

게재돼 있습니다. 그 내용 중 일부를 소개하면 다음과 같습니다.

전자파로 휴직한 초등학교 교사

초등학교 교사인 A 씨에게 몸이 화끈거리는 느낌과 귀에서 소리가 나는 이명(耳鳴) 증상이 나타난 것은 살고 있던 아파트 주변에 이동통신 중계용 안테나가 설치된 2007년부터였습니다.

그 이전에는 두통이 없었는데, 2007년부터는 항상 머리가 아팠고 매일 아침 코피를 쏟았으며 부딪친 적이 없는데도 손발에 자주 멍이 들었습니다. 아침에 잠자리에서 일어나면 침구는 땀으로 흠뻑 젖어 있고 늘 피곤했는데, 갱년기 증상일 것으로 생각하고 넘어갔습니다.

2년 후 다른 학교로 전근했는데도 증상이 더욱 악화돼 체중이 8kg 정도 줄었지만, 새로 부임해 바빠진 탓이라고 생각했습니다. 그런데 증상은 점점 심해져 학생들의 이름조차 기억할 수 없을 정도로 기억력이 저하됐고 조금 전에 한 일도 기억나지 않아 일상생활에도 지장이 많아졌습니다. 결국 학부모들과의 관계도 나빠져 부득이 휴직할 수밖에 없었습니다. 나중에 알게 됐지만, 전근을 간 학교는 이동통신 중계용 안테나, TV 방송국 송출탑 등으로 둘러싸여 있었습니다.

어느 날 아침에는 심한 두통에 시달리며 전신이 찌릿찌릿해져 냉장고·세탁기·컴퓨터 등의 가전제품을 조작할 수 없게 됐고, 전류 차단기를 내리지 않으면 생활할 수 없을 정도로 공황장애가 발생하기도 했습니다. 그러던 중 차를 타고 고압 송전선 밑을 지나가는데 머리가 극심하게 아파 '혹시 전자파 때문이 아닐까?' 하는 생각에 도서관에서 관련 서적을 읽은 결과, 자신이 '전자파 과민증'이라는 것을 알게 됐습니다.

현재는 전자파의 위험성을 알리기 위해 교직 생활을 중단하고 전자파에 관한 소책자를 만들어 각종 여성 단체에서 강연을 하면서 생활하고 있습니다.

우울증·공황장애의 30대 주부

월경 때마다 극도의 정서 불안을 겪는 33세의 여성 B 씨는 18개월 된 아이를 둔 주부입니다. 4년 전 전철을 탔을 때 과호흡(過呼吸)으로 고생한 적이 있어 진료를 받았는데, '공황장애'라는 진단을 받았습니다. 작년부터는 메스꺼움, 현기증, 두통, 냉증, 과호흡이 재발했고 매월 극심한 월경통이 끝난 후에는 정서 불안이 더욱 심해졌습니다. 남편과 아이의 목소리만 들어도 스트레스로 작용해 정신과 진료를 받았지만, 증상은 개선되지 않고 다음과 같은 새로운 증상까지 나타나기 시작했습니다.

- ✓ **아이가 울면 함께 울고 싶어진다.**
- ✓ **밤에 잠잘 때 갑자기 가슴이 두근거리며 잠에서 깬다.**
- ✓ **우울증, 강박장애, 공황장애라는 진단을 받고 항우울증약을 처방받아 먹고 있지만, 항상 정신이 멍한 상태이다.**

B 씨는 이런 증상이 언제부터 심해졌는지, 그 당시 주거 환경은 어땠는지를 묻는 의사의 질문에 대답을 하면서 작년에 아파트로 이사를 온 후부터 심해졌고, 아이의 이유식을 만들기 위해 주방에 있는 시간이 많아질수록 증상이 심하다는 것을 비로소 알게 됐습니다.

여름에도 추워서 겨울옷을 입기도 했고 메스꺼움과 현기증이 나타나 수유를 포기하기도 했습니다. 이제는 월경 때마다 정서 불안, 손발의 마비, 과호흡 증상 등이 나타납니다. 아이도 올해 여름쯤부터는 1시간 30분마다 잠이 깨서 우는 증상이 점점 심해지고 있습니다. 의사의 "조리 기구는 어떤 것을 사용합니까?"라는 물음에 "인덕션과 전자레인지를 사용하고 있다"라고 대답하자 의사는 "전자파가 원인이다"라고 말했습니다. 그녀도 전자파가 좋지 않다는 것은 알고 있었지만, 이 정도일 줄은 몰랐던 것입니다.

전자파 측정기로 신체 전압을 측정하자 약간 높은 수치가 나왔습니다. 진료실 전체를 어싱이 되도록 공사해 만든 공간에 발을 들여놓자마자 "조금 전까지 머리가 심하게 아팠었는데, 갑자기 좋아지기 시작했습니다. 신기하네요"라는 말을 하면서 한참 후에는 "몸이 따뜻해져 땀이 날 것 같아요"라며 얼굴에 홍조를 띠기 시작했습니다.

전자파 과민증의 30대 회사원

36세 여성 C 씨는 대기업에서 컴퓨터에 자료를 입력하는 일을 하고 있는데, 현기증과 가슴 두근거림으로 한방 치료를 받기도 했습니다. 쇼핑 도중 현기증이 나서 쪼그려 앉은 적도 있고 최근에는 다리가 후들거려 직장도 그만뒀습니다.

신기하게도 오전 10시와 오후 1시가 되면 몸이 '지지직' 하며 뭔가로 찌르는 듯한 느낌이 들고 컨디션이 나빠졌습니다. 그리고 뭔가가 몸을 휘감는 듯하다가 초조해지며 심한 피로가 몰려오기도 했으며 머리가 멍해져 빨래를 물에 헹구는 것을 잊기도 하고 치약과 클렌징크림을 혼동해 바르기도 하는 등 평소에는 절대 하지 않는 행동을 하기도 했습니다.

의사는 C 씨에게 '전자파 과민증'이라는 진단을 내렸습니다. 오전 10시와 오후 1시는 사람들이 한꺼번에 컴퓨터를 켜고 작업을 시작하는 시간대이므로 전자파가 일시적으로 증가해 컨디션이 갑자기 나빠질 가능성이 있다는 것입니다. 의사가 집을 찾아가 조사해 보니 복도에 설치된 무선 와이파이 증폭기의 전자파가 원인이라는 것을 알게 됐습니다.

신체 표면 전압을 측정하자 106V/m으로 굉장히 높은 편이었습니다. 의사의 권유로 어싱 매트에 발을 올려놓자 "장딴지가 갑자기 시원해진다"라는 반응을 보였습니다. "선생님, 저는 가끔 색다른 경험을 했는데요. 뭔가 따끔따끔한 느낌이 들면 으레 지진이 발생하는데, 구마모토 지진 때도 역시 그랬습니다"라고 말했습니다. 전자파 과민증이 있는 일부 사람은 지진이 발생하기 전에 으레 이런 현상이 나타나기도 합니다.

갱년기 증상이 심해진 50대 주부

52세의 여성 D 씨는 갱년기 장애로 얼굴이 갑자기 화끈거리기도 하고 땀을 흘리면 좀처럼 멎지 않아 호르몬 보충제 주사를 맞고 있었습니다. 최근에는 안구 건조증과 하반신 냉증까지 나타나 한방약을 먹기도 했지만, 늘 피곤해 어찌할 바를 몰라 했습니다. 가까운 동네 의원을 찾아가 진찰을 받았지만, 뚜렷한 원인을 발견하지 못해 어싱 전문의를 찾아갔습니다.

신체 전압을 측정하자 약간 높은 편이었고 진료실의 어싱 매트에 발을 올려놓자마자 순식간에 0.13V/m로 내려갔습니다.

자율신경실조증의 60대 주부

62세의 여성 E 씨는 앉아 있으면 엉덩이 부근이 갑자기 화끈거리면서 뭔가가 잡아당기는 듯한 느낌이 들어 굉장히 불쾌하다고 하소연했습니다. 최근 간염을 앓은 탓도 있지만, 늘 피곤해 아침에 일어나기가 몹시 힘들었습니다. 갱년기가 지난 지 오래돼 이상하다고 생각해 동네 의원을 찾았지만, 뚜렷한 점은 발견하지 못하고 대형 병원으로 가서 진찰받은 결과, 자율신경실조증인 것 같다는 말을 들었습니다.

최근 1~2년 사이에 정신적으로 매우 민감해져 신경질이 자주 발생하며 추위를 잘 타게 됐습니다. 목욕을 좋아해서 자주 하지만, 목욕할 때만 기분이 좋아지고 금세 몸이 차가워졌습니다. 때로는 자신도 모르게 산속으로 들어가 나무를 껴안기도 했습니다.

담당 의사가 신체 전압을 측정한 결과, 전압 수치는 약간 높았습니다. 의사는 원인을 규명하기 위해 E 씨의 집을 찾아가 주변을 살펴봤습니다. 창문 건너편 아파트 옥상에 수많은 이동통신 중계용 안테나가 있었습니다. 의사는 "언제 이곳으로 이사를 왔습니까?"라고 묻자 "2년 전입니다"라고 답했는데, 신체에 불쾌한 증상이 나타나기 시작한 시점과 거의 일치했습니다.

이동통신 중계용 안테나는 24시간 전파를 발사하는 장치로, 여기에서 발생한 전자파가 E 씨 집 창문을 통해 흘러들어와 E 씨를 괴롭힌 것입니다.

의사로부터 자세한 설명을 들은 E 씨는 시간이 날 때마다 맨발로 주변 공원을 걷고 밤에 잠을 자면서도 어싱을 했습니다. 이제는 아침에 일어나도 몸이 무겁지 않아 상쾌한 아침을 맞이합니다.

앞서 언급한 다양한 사례를 통해 송전탑, 방송송신탑, 이동통신 중계용 안테나, 무선 와이파이 증폭기, 휴대전화 등의 전자파가 인체의 건강에 많은 영향을 미친다는 것을 알 수 있습니다.

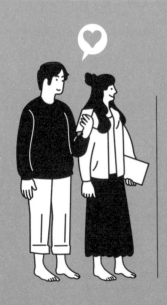

5

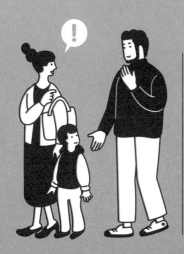

땅과
접촉하는 방법

'접지＝어싱'은 땅과의 접촉을 통
해 건강한 삶을 살기 위한 한 가지 방법입니다. 과
거 미국의 인디언들은 병이 나면 땅의 치유 능력에
대한 믿음을 갖고 모든 유형의 환자를 땅속에 여러
시간 동안 목까지 묻어 두는 전통 방법으로 치유
했습니다. 진흙 목욕은 부상으로 발생한 통증과 류
머티즘 관절염 완화에 도움이 됐고, 진흙 팩은 발
열 감소, 독감·홍역·성홍열 등의 치유에 도움이
됐습니다. 땅과의 접촉으로 얻는 효과는 많이 걷는
것보다 얼마나 오랫동안 땅과 접촉했는지가 중요
합니다.

땅과 접촉하는 다양한 방법

질병 치유 효과가 있는 흙과 직접 접촉하려 해도 도회지는 물론이고 시골 구석구석까지도 모든 길이 콘크리트와 아스팔트로 포장돼 있어서 맨발걷기를 할 만한 장소를 발견하기가 쉽지 않습니다. 땅과 직접 접촉하려면 어떻게 할 수 있는지 몇 가지 방법을 알려드리겠습니다.

맨발로 걷는다

땅과의 직접적인 접촉은 신발과 양말을 벗고 맨발로 걷는 것이 가장 간단한 방법인데, 촉촉한 곳이나 잔디밭이면 더욱 좋습니다. 콘크리트 길이나 아스팔트 길은 땅과의 접촉이 단절돼 전기가 통하지 않는 상태이므로 어싱 효과가 없지만, 비가 오는 날은 상관없습니다.

직접 흙과 접촉한다

야외에서 자유롭게 걸을 수 없는 경우에는 캠핑의자나 간이의자에 앉아 맨발로 땅을 밟거나 바닷가 모래사장에 발을 묻어도 어싱이 잘됩니다. 집에서는 맨발과 맨손으로 흙을 밟거나 만지며 텃밭의 채소나 정원의 화초를 가꾸면 피곤한 줄 모르고 일을 할 수 있습니다. 이는 인간이 땅과 직접 접촉해 지구의 에너지인 마이너스 전자를 다량 흡수한 결과입니다.

물에 들어간다

물은 전기가 잘 통하는 전도체이므로 개울에서 물고기를 잡거나 강·호수·바다 등에서 수영을 해도 어싱이 됩니다. 이렇게 할 수 없는 상황이라면 물가를 철벅거리며 걷기만 해도 어싱이 되며, 집에서 목욕할 때 샤워기가 목욕물에 잠겨 있으면 샤워기를 통해서도 어싱이 됩니다.

자연을 활용한다

촉촉한 정원·운동장·잔디밭을 맨발로 걷는 것이 가장 좋은 방법이지만, 맨손으로 풀이나 나무를 만져도 땅과 간접적인 접촉이 됩니다. 잔디밭에서 노는 반려동물은 맨발이므로 이들을 쓰다듬어 줘도 간접적으로 땅과 접촉할 수 있습니다.

어싱 상태의 사람과 접촉한다

요즘 외국의 일부 병원 또는 마사지샵에서는 맨발로 땅과 접촉할 기회가 없는 사람을 위해 의사나 마사지사 자신이 어싱이 된 상태로 환자나 고객을 맞이하는 곳이 있습니다. 고객을 상대하는 마사지사는 에너지를 보충하기 위해 대부분 건강보조식품에 의존하는 경향이 있는데, 땅과 접촉해 마사지하면 자신의 에너지를 빼앗기지 않는다는 것을 경험할 수 있습니다.

땅과 접촉하는 방법

02

맨발걷기의 유의 사항

야외에서의 맨발걷기가 건강에 좋다고 해서 준비도 없이 하다가 건강을 해치는 경우가 있으므로 약간의 기초 지식을 갖출 필요가 있습니다.

발 건강의 중요성

인간의 발은 신체 중에서 차지하는 비율이 2%에 불과하지만, 나머지 98%의 신체를 지탱하는 '몸의 뿌리' 역할을 합니다. 한 쪽 발에는 26개의 뼈, 32개의 근육과 힘줄, 107개의 인대가 얽혀 있어 걸을 때마다 체중의 1.5배에 해당하는 하중이 발에 가해집니다. 하루에 많게는 10,000번 이상의 걸음을 내디디며 충격을 줘도 불평 한마디 하지 않고 신체를 묵묵히 떠받쳐 주는 고마운 조직입니다.

또한 심장과 가장 멀리 떨어져 있으면서도 발까지 내려온 혈액을 다시 올려보내는 '제2의 심장' 역할을 하기도 합니다. 하지만 교통수단의 발달로 많이 걷지 않아 발의 근력이 줄어들고 외적 아름다움만을 추구하느라 발에 맞지 않는 신발을 신는 탓에 발 건강에 적신호가 켜졌습니다.

발에 다양한 문제가 생겼는데도 그대로 방치하면 걷거나 뛰는 등의 일상생활이 힘들어지고 심폐 기능이 저하돼 면역력이 낮아질 뿐 아니라 뇌 건강에도 영향을 미쳐 치매가 일찍 발생할 수도 있습니다.

발 건강부터 체크한다

나무가 곧고 크게 성장하려면 뿌리와 밑동이 튼튼해야 하는 것과 같이 사람이 평생 건강하고 바른 체형을 유지하려면 발이 건강해야 합니다.

맨발로 걷기 전에 자신의 발 건강 상태를 먼저 체크해 뒀다가 시간이 지남에 따라 어떻게 좋아지는지 확인하는 것도 맨발걷기에 도움이 됩니다.

☐ **발바닥이 평발이다.**
☐ **팔자걸음(v)을 걷는다.**

□ 무지외반증이 있다.

□ 소지내반증이 있다.

□ 족저근막염이 있다.

□ 보폭이 예전보다 좁다.

□ 발톱이 살을 파고든다.

□ 발에서 냄새가 많이 난다.

□ 저녁 때가 되면 발이 붓는다.

□ 걷는 속도가 예전보다 느리다.

□ 계단에서 자주 걸려 넘어진다.

□ 무릎이 아파 오래 걷지 못한다.

□ 걸을 때 가끔 두 발이 뒤엉킨다.

□ 겨울이 되면 발뒤꿈치가 갈라진다.

□ 발바닥 전체에 각질이 심하게 많다.

□ 맨발로 땅을 밟으면 발바닥이 아프다.

□ 발가락 사이나 발톱 밑에 무좀이 있다.

□ 모든 발가락 사이에 4개의 손가락을 끼우면 아프다.

위 18가지 항목 중 체크한 것이 많을수록 발 건강에 적신호가 켜져 있는 것으로 받아들이되, 맨발걷기 운동을 꾸준히 하면 개선된다는 희망을 갖고 열심히 실천하시기를 권합니다.

팔자걸음부터 고친다

걸어갈 때 발이 안쪽으로 향하는 안짱걸음(∧)은 허벅지 뼈나 정강이 뼈가 안쪽으로 뒤틀려 생기는 경우가 많습니다. 기저귀 때문에 생긴 어린이의 안짱걸음은 성장하면서 대부분 저절로 호전되지만, 10%가량은 그대로 지속됩니다. 성인의 경우, 고관절이 앞으로 뒤틀어져 오래 걸을 때 아킬레스건을 충분히 쓰지 못하게 되고 발목과 무릎 관절에 통증이 자주 발생합니다.

한편 팔자걸음(∨)은 걸을 때 발의 각도가 바깥쪽으로 15° 이상 벌어진 상태로, 허리를 뒤로 젖히면서 걷게 함으로써 척추관이 좁아지고 척추후관절에 염증을 일으키며 골반이 틀어집니다. 팔자걸음의 원인 중 70%는 양반다리로 앉는 생활습관 때문에 발생하고 30%는 복부비만이 심하거나 허벅지 안쪽에 살이 많은 경우에 발생합니다.

집을 지을 때 기초가 평평하지 않으면 집이 한쪽으로 기우는 것처럼 안짱걸음과 팔자걸음은 몸 전체를 틀어지게 합니다. 십일자(11)와 비슷하게 똑바로 걷는 습관을 가져야 맨발걷기를 즐겁게, 오랫동안 할 수 있습니다.

팔자걸음과 안짱걸음을 고치려면 운동장이나 모래사장에 직선으로 줄을 긋고, 그 줄에 따라 똑바로 걷는 연습을 추천합니다. 처음에는 발목을 비롯해 다리 전체가 아프기도 하지만, 건물이 똑바로 서기 위해서는 기초가 수평이 돼야 하듯이 사람도 똑바로 걸어야 맨발걷기를 오래 할 수 있다는 점을 염두에 두고 꾸준히 연습해서 교정하시기 바랍니다.

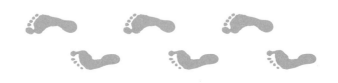

똑바로 걸어가는 발자국

몸 상태를 미리 기록해 둔다

땅과의 접촉 효과를 확인하기 위해서는 미리 몸 상태를 체크해 두는 것이 좋습니다. 체중, 허리둘레, 손톱의 반달 모양, 발뒤꿈치 갈라짐, 피부 건조 상태 등의 변화는 물론, 아픈 곳의 상태를 일기 형태로 기록해 둡니다. 그리고 혈액 검사를 해서 혈당, 당화혈색소, 콜레스테롤, 단백뇨 배출, 간 기능 등의 수치를 기록해 뒀다가 1개월 단위로 체크해 보는 것입니다. 자신의 건강 상태가 어떻게 좋아지고 있는지를 확인하면 꾸준히 하고 싶은 마음이 생깁니다.

파상풍 예방 주사를 맞는다

맨발걷기 운동이 건강에 좋다고 딱딱한 운동장을 맨발로 걷다가 가시에 찔려 곪는 바람에 중단한 사람도 의외로 많습니다. '예방이 치료보다 100배는 낫다'라는 말이 있습니다. 맨발걷기는 신발을 신지 않고 맨땅을 걷는 운동이므로 주변에 뾰족한 물건 등이 없는지 항상 살펴봐야 합니다.

딱딱한 학교 운동장이든 바닷가의 부드러운 모래사장이든 날카로운 물체가 있기 때문에 면역력이 약하다고 생각되면 미리 파상풍 예방주사를 맞고 맨발걷기를 시작하는 것이 좋습니다. 맨발걷기로 면역력이 향상되면 날카로운 물체에 찔려도 금세 상처가 아물며 낫는 경험을 하게 됩니다.

풀밭의 진드기를 조심한다

반려견이 잔디밭이나 풀밭에서 뒹굴면 진드기가 달라붙기도 하는데, 사람에게도 달라붙으므로 조심해야 합니다. 면역력이 약한 사람이 진드기에게 물리면 감염되는 쯔쯔가무시병은 40도가 넘는 고열과 함께 오한·발진 등을 동반합니다. 뚜렷한 치료 약이 없기 때문에 감염자의 18% 정도가 목숨을 잃기도 하므로 야외의 풀밭에 앉거나 눕고 싶을 때는 땅과 접촉할 수 있는 어싱 매트를 활용하는 것이 좋습니다.

시작하는 시점도 중요하다

겨울철에 맨발걷기를 하면 몸이 후끈후끈해지며 체온이 올라 추위를 모르게 돼 건강에 좋습니다. 그래서 저는 주변 사람에게 새해가 시작되는 1월 1일을 기점으로 시작할 것을 권합니다. 그러나 "땅바닥이 차가운데 어떻게 하느냐?"라고 손사래를 치며 지레 겁을 먹는 분들이 많습니다. 이러한 분들은 날씨가 따뜻해지는 봄철에 시작하는 것도 좋은 방법이 될 것입니다.

되도록이면 바닷가가 좋다

처음으로 '맨발걷기를 할 때는 되도록 바닷가가 좋다'라고 권하는 데는 그만한 이유가 있습니다. 공기가 맑은 바닷가는 도시의 공원에 비해 음이온이 더 많고 소금이 녹아 있어 맨땅보다 전기가 수백 배나 잘 통하므로 바닷가의 모래찜질, 모래성 쌓기, 수영 등을 즐기면서 어싱을 하는 것이 좋습니다.

바닷가에서는 발이 푹푹 빠지는 모래사장을 밟기 때문에 땅에 닿지 않는 발바닥의 아치 부분에도 자극을 줘 딱딱한 땅을 밟는 것보다 지압 효과가 훨씬 큽니다. 더욱이 평지보다 칼로리가 많이 소모되므로 다이어트 효과도 땅에 비해 2배 이상 나타납니다. 찰랑거리는 바닷물을 밟으며 맨발걷기를 꾸준히 하면 발가락 사이의 무좀은 물론이고 엄지발톱 밑의 무좀까지 없어지는 경험을 하게 됩니다.

맨발걷기가 끝나면 찬물로 씻는다

맨발걷기를 오래 한 사람은 추운 겨울철의 눈밭도 거부감 없이 걸을 수 있지만, 맨발걷기가 끝나면 찬물로 발을 씻는 것이 좋습니다. 찬물로 씻으면 처음에는 차갑게 느껴지지만 5분쯤 지나면 오히려 발이 훈훈해지는데, 이는 혈액순환이 잘되고 있다는 증거입니다. 겨울철의 동상을 예방하기 위해서는 차가워진 맨발을 갑자기 따뜻한 물에 담그기보다는 먼저 찬물로 씻은 후 미지근한 물에 담그는 것이 좋습니다.

어싱용 신발로 겨울철 동상을 예방한다

맨발걷기를 오랫동안 한 사람은 겨울철에도 양말의 밑바닥에 구멍을 뚫어 신고 맨발걷기를 하는데, 만약 맨발걷기를 시작한 지 얼마 되지 않아 동상이 걱정된다면 '어싱용 신발'을 활용하는 것이 좋습니다. 어싱용 신발은 땅과의 접촉이 가능하도록 전기가 잘 통하는 구리봉을 신발 바닥에 박아 만든 제품으로 동상이 염려되는 겨울철의 안성맞춤입니다. 하지만 발바닥 지압 효과는 맨발과는 비교가 되지 않을 정도로 매우 적습니다.

충분한 양의 물을 마신다

노인이 되면 갈증 센서가 제대로 작동하지 않기 때문에 하루 종일 물을 마시지 않아도 목이 마르지 않습니다. 노인이 아닌데도 '걷기 운동 전에 물을 마시면 좋지 않다'라고 생각해 물을 마시지 않고 갈증을 참는 사람이 많은데, 이는 매우 위험한 행위입니다. 걷기 시작하면 활발한 신진대사로 체온이 높아지고 에너지 소모가 많아지며 수분 증발로 혈액량이 줄어듭니다. 혈액량이 줄어들면 혈액의 점도(끈적거림)가 높아져 고혈압과 뇌졸중으로 이어지므로 탈수를 예방하기 위해서는 충분한 양의 물과 적당량의 소금을 섭취해야 합니다.

혈액은 0.9%의 나트륨이 유지돼야 패혈증이 발생하지 않으므로 소금기가 없는 맹물을 마시면 0.9%의 나트륨을 유지하기 위해 섭취한 물을 금세 배출시켜 버리므로 화장실 출입을 자주 하게 됩니다. 맨발걷기를 할 때는 갈증이 나타나기 전에 수시로 조금씩 마시는 것이 지혜로운 방법입니다. 약간의 죽염을 탄 물을 마시면서 걸으면 피로감 없이 즐겁게 걸을 수 있습니다.

맨발걷기의 목표는 땅과의 접촉이다

맨발걷기가 건강에 좋다는 말을 듣고 첫날부터 촉촉한 땅을 2~3시간 동안 걷다가 허리와 무릎에 통증이 생겨 포기하는 경우도 있습니다.

맨발걷기의 목표는 신발과 양말을 벗고 촉촉한 땅과 접촉하는 것이므로 첫 2~3일은 30분, 4일째는 1시간, 1주일 후에는 1시간 30분 등과 같은 방법으로 점차 시간을 늘려나가는 것이 좋습니다. 해수욕장의 부드러운 모래사장이라도 첫날부터 욕심을 내서 많이 걸어서는 안 됩니다.

평소 무릎이 아프거나 허리 통증 때문에 오래 걸을 수 없는 사람은 캠핑의자 또는 간이의자에 앉아 맨발로 땅·잔디·모래사장 등을 밟고 있거나 바닷물에 발을 담그기만 해도 되므로 굳이 많이 걸을 필요가 없습니다. 오랜 시간 동안 많이 걷는 것이 중요한 것이 아니라 땅과의 접촉 시간이 중요하다는 것을 기억하시기 바랍니다.

땅과 접촉하는 방법

03

실내 어싱의 유의 사항

실내에서 어싱할 경우에는 가장 먼저 언제 지은 건물인지 확인해야 합니다. 우리나라는 2002년부터 신축 건물에는 반드시 접지 공사를 하도록 의무화돼 있어 땅과의 접촉이 가능하지만, 2002년 이전에 지은 건물이나 주택은 접지선이 없기 때문에 실내 어싱이 불가능합니다.

2002년 이후에 지은 건물에 부착된 콘센트와 여기에 사용하는 플러그(코드)를 분해하면 3가닥의 전깃줄이 나타나는데, 땅과 접촉하는 접지선은 녹색이거나 녹색 바탕에 노란색 줄이 있습니다. 이처럼 접지선이 있는 건물에서는 실내에서도 땅과 접촉할 수 있습니다.

전기가 가장 잘 통하는 은사(銀絲)를 혼합해 만든 옷, 매트, 밴드, 양말 등을 접지선과 연결해 착용하면 땅과의 접촉이 가능하지만, 저는 '습도가 낮은 봄·가을·겨울철에는 땅과의 접촉이 잘 안 된다'라는 사실을 어싱 테스트기로 여러 번 확인했습니다.

어싱이 불가능한 건물

2002년 이전에 지은 주택이나 건물에는 땅과 접촉할 수 있는 접지선이 없기 때문에 실내 어싱이 불가능하므로 다음과 같이 해야 합니다.

❶ 구리로 된 접지봉을 땅에 박거나 묻는다.

❷ 구리선 전깃줄을 접지봉과 연결해 집안으로 끌어들인다.

❸ 집안으로 끌어들인 구리선에 어싱 제품을 연결해 사용한다.

이렇게 접지봉과 접지선을 설치한 후에는 어싱이 제대로 되는지 테스트기로 확인해 보는 것이 좋습니다.

다세대 주택의 어싱

2002년 이후에 지은 다세대 주택에 살면서 어싱용 제품을 구입해 사용할 때 전기에 대한 전문적인 지식이 없는 경우에는 오히려 역효과를 초래해 건강을 해칠 수 있다는 것에 유의해야 합니다.

사람들이 집단으로 거주하는 주상복합상가, 아파트, 빌라와 같은 다세대 건물은 2006년부터 통합 접지 시스템을 도입 · 적용하기 때문에 건물 내부에서 발생하는 노이즈, 고조파, 서지(Surge),

전자파 등이 증가해 인체와 전자제품 및 정보통신 장비에 영향을 미치고 있습니다.

통합 접지 시스템이 도입된 대형 건물에서는 가끔 엘리베이터 추락, 에스컬레이터 역주행, 각종 전자제품의 수명 단축·손상, 통신 기기의 오작동, 감전 사고, 화재 위험 등에 노출돼 건물 입주자가 심각한 피해를 보고 있습니다.

2017년 5월 30일 자 <전자신문>에는 한국치유건축학회가 어싱 제품의 위험성을 경고하는 내용이 게재돼 있습니다. "아파트나 대형 건물 등 독립 접지가 아닌 통합 접지를 사용하는 곳은 접지선 전압이 0볼트(zero V)가 아닌 곳이 많아 접지 효과가 없다. 오히려 역류로 인해 인체에 손상을 입힐 수 있지만, 많은 업체가 이런 내용을 사전에 홍보하지 않고 고가 제품 판매에만 몰두하고 있다"라고 어싱 제품의 문제점을 지적했습니다.

어싱 제품은 전기 콘센트의 접지선에 제품을 연결해 신체를 접촉하는 방식이므로 3상 4선식의 통합 접지를 사용하는 우리나라에서는 매우 위험하다는 전문가들의 지적도 있습니다.

수많은 사람이 집단으로 생활하는 대형 건물의 통합 접지선은 각 세대나 사무실의 냉장고, 에어컨, 전기히터, 컴퓨터, 공기청정기, 전기청소기, 세탁기, 전기조리기구의 접지선과 연결돼 있습니다. 노후화된 각종 전자제품의 누전으로 불필요한 전류가 통합 접지선 한곳으로 연결돼 배출되고 있으므로 접지 용량을 초과할 경우, 역류 현상이 발생해 오히려 인체로 흡수되는 꼴이 됩니다.

만약, 역류 방지 장치가 설치돼 있지 않은 접지선을 연결해 사용할 경우, 사용자의 건강에 심각한 피해를 줄 수 있습니다. 실제로 역류 방지 장치인 저항이 없는 접지선을 사용해 어싱 제품을 사용하다가 하룻밤에도 여러 차례 잠이 깨 수면 부족으로 고생한 사람이 "아파트에 사는 동안에는 두 번 다시 어싱을 하지 않겠다"라고 말한 사례도 있으므로 반드시 역류 방지 장치가 설치돼 있는 플러그나 접지선을 연결해 사용해야 합니다. 참고로 '역류 방지 역할의 저항'이 설치된 접지선의 플러그(코드)를 분해하면 다음과 같습니다.

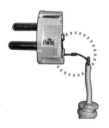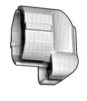

저항기가 부착된 플러그

땅과 접촉하는 방법

단독 주택의 어싱

2002년 이후에 지은 단독 주택에 살면서 어싱을 하고 싶으면 주변에 전봇대가 있는지 확인해야 합니다. 배전선과 변압기가 있는 전봇대에는 벼락과 과전류를 대비해 땅과 어싱이 되도록 구리선이 전봇대를 따라 땅속에까지 이어져 묻혀 있습니다. 비가 오는 날 번개가 치거나 전선의 과부하가 발생하면 과전류가 어싱을 하기 위해 설치한 전선을 따라 집안까지 흘러들어올 수 있으므로 주변에 전봇대가 많은 단독 주택에서는 비 오는 날에는 어싱을 하지 않는 것이 좋습니다.

단독 주택에서 굳이 어싱을 해야 할 때는 반드시 어싱용 전선이나 플러그에 저항기가 있는지를 확인한 후에 땅과 연결해야 합니다. 저항기가 없는 플러그나 전선을 사용해 어싱을 하다가 과전류가 흘러들어오면 건강을 해치게 됩니다.

어싱 제품 사용의 유의 사항

인터넷 검색창에서 '어싱 제품'을 검색하면 어싱용의 베개, 속옷, 담요, 장갑, 양말, 신발, 밴드, 매트, 컴퓨터용 마우스 패드, 발판, 접지 케이블, 어싱 테스트기, 어싱 지압 패드, 휴대용 미니 접지봉에 이르기까지 다양한 상품을 확인할 수 있습니다.

대부분의 제품에는 은(銀)으로 된 실, 즉 은사(銀絲)가 포함돼 있고, 은사가 포함된 비율도 제품에 따라 다양(100%, 50%, 10%, 6%, 3%)합니다. 침대용 매트의 경우에는 홑겹, 2겹, 3겹 등 여러 종류가 있지만, 땀을 많이 흘리는 사람은 수분을 잘 흡수하는 3겹 이상의 제품을 선택해 사용하다가 1개월에 한 번 정도 중성세제를 혼합한 미지근한 물로 세탁하는 것이 좋습니다.

어느 회사의 어떤 제품을 선택해 사용하는 것이 좋은지는 맨발 걷기 동호회 회원 중에서 먼저 구매해 사용하고 있는 분들의 의견을 들어 보는 것이 가장 좋은 방법입니다.

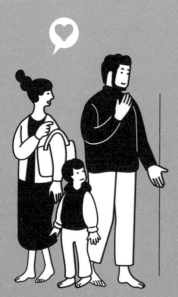

6

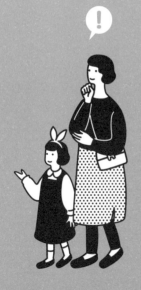

맨발걷기의
다양한 반응

맨발걷기가 좋다고 해서 열심히 한
결과 초기에는 약간 효과가 있는 듯했지만, 시간
이 지나면서 뚜렷한 효과가 없거나 때로는 과잉 효
과로 당황하는 경우가 있습니다. 과잉 효과는 약을
복용하는 사람에게서, 미미한 효과는 활성산소를
많이 발생시키는 가공 식품이나 산성 식품 위주의
식생활을 하면서 물과 소금이 부족한 사람에게서
나타날 수 있습니다.

명현 반응

　　동양 의학에서는 허약하거나 질병으로 균형을 잃었던 몸이 보양식이나 건강보조식품을 통해 정상화되는 과정에서 일시적으로 엉뚱한 반응이 나타나는 것을 '명현 반응(暝眩反應)' 또는 '호전 반응(好轉反應)'이라고 합니다. 이는 갑자기 폭우가 쏟아져 불어난 빗물이 폭포수처럼 흘러 개울물이나 시냇물로 합류하면 밑바닥의 찌꺼기가 뒤집히며 흙탕물을 일으키는 홍수와 같은 이치입니다.

　　사람에 따라서는 맨발걷기도 초기에 기운이 없고 축 늘어지거나 설사, 피부 질환, 통증 재발 등이 일어날 수 있습니다. 이러한 증상은 일시적인 현상으로, 대개 2~3일 지나면 수그러들다가 곧 사라지므로 걱정할 필요는 없습니다. 명현 반응이 염려되면 2~3일 쉬었다가 시간을 조금씩 늘려가는 것도 좋은 방법입니다. 다시 시작하는 첫날은 30분, 다음 날은 1시간, 그다음 날은 1시간 30분으로 서서히 늘리는 것입니다.

과민 반응

여러 가지 약을 먹고 있으면서 맨발걷기를 시작하면 사람에 따라 과민 반응이 나타날 수도 있으므로 이에 대한 예비 지식을 갖고 있으면 당황하지 않게 됩니다.

여러 가지 약을 먹는 경우

나이가 들면서 건강이 악화돼 고혈압, 고지혈증, 고혈당, 천식, 치주염 등으로 여러 가지 약을 동시에 먹는 사람들이 늘어나고 있습니다. 시나트라 박사는 "약을 먹고 있다면 효과가 너무 빨리 나타나 양을 조정할 필요가 생길 수도 있으므로 여러 가지 약을 동시에 먹고 있다면 반드시 의사와 상담해서 줄이는 것이 좋다"라고 권하고 있습니다.

어떤 치료 약이든 약을 먹고 있는 사람이 맨발걷기를 시작하거나 실내에서 어싱을 하는 경우, 첫 2~3일은 매일 30분~1시간씩만

하면서 신체의 반응을 살펴보는 것이 좋습니다. 며칠이 지나도 특별한 이상 징후가 나타나지 않으면 점차 시간을 늘려가면서 하는 것이 좋습니다.

갑상선약

갑상선 질환에는 '갑상선기능항진증'과 '갑상선기능저하증'이 있습니다. 갑상선기능항진증은 자가 면역 질환으로 갑상선호르몬이 정상보다 많이 분비돼 몸의 에너지가 빨리 소모되고 많은 기능이 항진되는 질환이고, 갑상선기능저하증은 갑상선 자체 또는 뇌에 문제가 생겨 갑상선호르몬을 충분히 분비하지 못하는 질환입니다. 이러한 질환을 약물로 치료하면서 어싱할 경우, 약물 효과가 지나치게 나타날 수도 있으므로 의사와 상담해 양을 조정할 필요가 있습니다.

항응고제·혈액 용해제

부작용이 많이 나타나는 쿠마린 계열의 항응고제 '와파린'은 혈액 응고를 저지하는 약물 중 하나로, 혈액이 묽어지게 하는 희석 효과가 있습니다. 이에 대해 시나트라 박사는 "추운 지방에 살던 사람이 겨울철에 따뜻한 곳으로 이동해 해수욕장과 풀장에서 수영을 하며 생활한 사람의 혈액을 조사해 보면 묽어져 있었다. 그들은 맨발로 걷거나 수영을 했기 때문에 저절로 어싱돼 혈액이 묽어진 것이다. 항응고제 약을 먹으면서 어싱을 하면 혈액이 지나치게 묽어질 수 있으므로 양을 조정할 필요가 있다"라고 말했습니다.

혈당 강하제

치매 발생률을 4배 이상 높인다는 당뇨병도 맨발로 걷는 사람 앞에서는 힘없이 무너지는 경험을 할 수 있습니다. 맨발걷기를 하면 당뇨병 환자의 고혈당 수치 감소 효과가 빨리 나타나므로 혈당 강하제를 복용하고 있는 경우에는 의사와 상담해서 양을 조정할 필요가 있습니다.

항염증약·소염제

염증을 유발하는 물질은 주로 가공 식품과 산성 식품 위주의 식생활을 하거나 몸이 뚱뚱한 비만인에게서 많이 분비된다는 것이 밝혀졌습니다. 소염제나 스테로이드 계열의 약을 먹고 있는 경우에도 어싱으로 인해 과잉 효과가 나타날 수 있으므로 의사와 상담해 줄일 필요가 있습니다.

효과가 없는 경우

맨발걷기나 어싱을 열심히 해도 사람에 따라 효과가 없거나 미미한 경우가 있습니다. 2023년 7월 12일 밤에 방영된 KBS 한국방송의 '생로병사-맨발로 걸으면 생기는 일'이라는 프로그램을 통해 맨발걷기 효과가 나타나기까지의 기간은 3개월 미만이 41.8%, 3개월 이상~6개월 미만이 24.8%, 6개월 이상~1년 미만이 16%, 1년 이상이 12.8%, 기타 4.6%라는 것을 알 수 있었습니다. 또한 맨발걷기로 질병이 치유된 사람은 79.5%, 효과가 없는 사람은 20.5%로 나타났습니다. 이러한 통계 자료로 미뤄볼 때 맨발걷기가 모든 사람에게 만병통치약은 아니라는 것을 알 수 있습니다.

맨발걷기만 하면 자신의 질병이 개선되거나 치유될 걸로 기대하고 있었는데 효과가 없으면 사람들은 실망합니다. 60쪽의 표처럼 효과가 없는 사람은 생활습관을 되돌아보고, 충분한 양의 물을 마시고 있는지, 가공 식품과 산성 식품 위주의 식생활을 하는 것은 아닌지, 지나치게 싱겁게 먹고 있는 것은 아닌지 점검해야 합니다.

부신피로증후군

맨발걷기나 어싱을 열심히 해도 효과가 없을 때는 부신피로증후군을 의심해 봐야 합니다. 부신피로(副腎疲勞)는 지나친 스트레스, 불규칙한 식생활·생활습관, 영양 부족 등이 겹치면서 스트레스에 대항하는 항스트레스 호르몬이 분비되지 않아 스트레스를 극복할 수 없게 되는 상태로, '늘 피곤하다', '무슨 일을 하든 즐겁지 않다', '앉았다 일어서면 현기증이 난다', '항상 혈압이 낮다' 등의 증상이 나타납니다.

부신피로증후군이 밀가루 음식을 즐겨 먹는 사람에게 자주 나타나는 이유는 밀에 포함된 '글루텐'이라는 단백질 때문에 뇌와 소장을 비롯해 각 장기와 조직에 염증이 발생하기 때문입니다.

오늘날은 과거 어느 때보다 훨씬 더 많은 스트레스를 받으며 불규칙한 생활과 가공 식품과 산성 식품 위주의 식생활로 바뀌고 있습니다. 이에 따라 비타민·미네랄·물·소금의 부족을 초래해 부신피로가 발생하는 경우도 있으므로 이에 초점을 맞춰 식습관 및 생활습관을 개선하면서 어싱을 해야 효과가 빨리 나타납니다.

물 부족

추운 겨울철에는 맨발걷기가 쉽지 않아 땅과의 접촉이 가능한 어싱 제품을 활용해도 별로 효과가 없다고 느껴질 때가 있습니다. 이 경우에는 자신이 하루에 얼마만큼의 물을 섭취하고 있는지도 검토해 봐야 합니다.

초봄·늦가을·겨울철에는 습도가 낮아 피부가 건조하기 때문에 어싱 밴드를 손목이나 발목에 착용해도 땅과 연결되지 않는 경우를 제가 직접 테스트기로 확인한 적이 여러 번 있습니다. 그럴 때마다 어싱 밴드를 물에 적셔 사용하는데, 이는 신체에 물이 부족해 피부가 건조하다는 신호이므로 충분한 양의 물과 적당량의 소금을 섭취해야 합니다.

신체에 물이 부족할 경우에 나타나는 대표적인 증상은 다음과 같습니다.

고혈압	결막염	항상 피곤함
괜히 짜증이 남	기침이 자주 남	아토피성 피부염
구강·안구 건조증	혈액순환 장애로 어깨가 결림	
얼굴과 입가에 잔주름이 많아짐	식사량을 조절해도 체중이 줄지 않음	

"식사량을 조절해 조금만 먹는데도 살이 찐다"라고 볼멘소리를 하는 사람들의 공통점은 가공 식품과 산성 식품 위주로 음식을

맨발걷기의 다양한 반응

지나치게 싱겁게 먹는 식생활을 하면서 물을 그다지 마시지 않는다는 것입니다. 신체에 물이 부족하면 몸속에 발생한 쓰레기인 노폐물이 제대로 배출되지 않으므로 살이 찌기 시작하다가 비만이 된다는 것을 기억할 필요가 있습니다. 소변·땀·호흡으로 배출된 수분을 보충하기 위해 하루에 필요한 물은 체중 1kg당 30~35mℓ이므로 60kg의 사람이라면 1.8~2.3ℓ, 70kg이라면 2.1~2.5ℓ의 물이 필요합니다.

소금 부족

인체에 소금이 부족하면 소화불량이 발생하기 쉬워 항상 나른해 기운이 없으며 괜히 짜증이 나고 정신적으로는 늘 불안하며 심하면 공황장애가 발생하기도 합니다. 인체에 소금이 부족할 때 나타나는 대표적인 증상은 다음과 같습니다.

저혈압	소화불량	대상포진
기운이 없음	항상 불안함	햇빛 알레르기
역류성 식도염	아토피성 피부염	피부가 자주 가려움

지나치게 저염식(低鹽食)이나 무염식(無鹽食) 위주로 식생활을 해 신체에 소금이 심각하게 부족하면, 패혈증, 골다공증, 면역력 저하로 이어져 각종 질병에 시달리게 됩니다.

혈액에는 소금 성분인 나트륨이 반드시 0.9% 포함돼 있어야 하는데, 그 이하가 되면 면역력이 떨어져 각종 바이러스, 세균, 곰팡이균 등으로 인해 패혈증에 걸려 순식간에 사망하는 경우가 있습니다. 실제로 패혈증이 얼마나 심각한 질환인지는 대한민국 통계청의 '2020년 사망 원인 통계 결과'를 보면 쉽게 알 수 있습니다.

● **2020년 10대 사망 원인**

사망률 순위	남성	여성
1	암	암
2	심장 질환	심장 질환
3	폐렴	뇌졸중
4	뇌졸중	폐렴
5	자살	알츠하이머 치매
6	간 질환	당뇨병
7	당뇨병	고혈압성 질환
8	만성 폐쇄성 폐 질환	자살
9	교통사고	**패혈증**
10	**패혈증**	만성 폐쇄성 폐 질환

맨발걷기의 다양한 반응

음식을 지나치게 싱겁게 먹은 탓에 혈액에 나트륨이 부족해 발생한 패혈증 사망률이 2020년에 처음으로 '10대 사망 원인'으로 꼽혔습니다. 남성은 10위, 여성은 9위를 차지할 정도로 심각합니다.

과거에는 크게 주목받지 못했던 패혈증이 2020년부터 갑자기 10대 사망 원인에 포함된 것은 그동안 우리의 식생활이 지나치게 소금을 멀리하는 방향으로 진행돼 왔다는 것을 보여 주는 사례입니다.

건물을 떠받치는 기둥에는 철근, 자갈, 모래, 시멘트가 필요하듯이 뼈가 형성되기 위해서는 철근 역할을 하는 콜라겐, 자갈과 모래 역할을 하는 칼슘과 마그네슘, 시멘트 역할을 하는 나트륨이 꼭 필요합니다.

신체에는 약 100g 정도의 나트륨이 필요한데, 그 4분의 1인 25g 정도가 뼈와 치아에 저장돼 있습니다. 신체에 나트륨이 부족하면 치주염으로 치아가 약해지고 골다공증이 발생해 살짝 넘어지기만 해도 골절돼 치과와 정형외과에 큰 비용을 지불하게 됩니다. 겨울철에 몹시 추위를 타는 사람들의 공통점은 음식을 너무 싱겁게 조리해 먹어 뼈가 나트륨 부족으로 바람 든 무처럼 엉성하게 형성돼 있다는 것입니다.

면역력 향상, 골다공증 예방, 튼튼한 치아를 위한 최고의 건강보조식품은 '소금'입니다. 인체에는 60여 가지의 미네랄이 필요한데, 인체에 필요한 모든 미네랄이 포함된 식품은 오로지 소금뿐입니다. 음식을 싱겁게 먹는 사람 중에서 건강한 사람을 발견하기보다 사막에서 바늘을 찾는 것이 더 쉬울 것입니다.

저의 주변에는 어릴 때부터 치약 대신 소금물로 양치를 해 80세가 넘었는데도 충치나 임플란트 걱정 없이 건강한 치아를 갖고 있는 사람들이 있습니다.

99세까지 88(팔팔)하게 건강한 신체를 유지하기 위해서는 평소 소금을 탄 생수를 즐겨 마시며 천일염으로 만든 재래식 간장·된장·고추장 같은 발효 식품으로 음식을 약간 간간하게 조리해 먹으면서 맨발걷기나 어싱을 하는 것이 가장 좋습니다.

맨발걷기의 다양한 반응

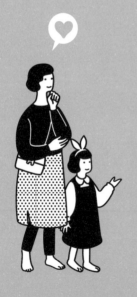

7

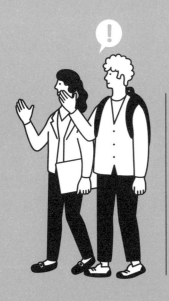

발바닥에
숨어 있는
비밀

자동차의 타이어는 차가 달릴 때 도
로에 닿으며 생기는 충격을 흡수하는 완충 역할
을 해 차체가 손상되는 것을 방지하며 승차감을 좋
게 합니다. 인간의 발바닥 또한 충격 흡수뿐 아니
라 펌핑 작용을 통해 혈액순환, 추진력 발휘, 각종
신체 장기와 신경을 연결하는 등 다양한 역할을 합
니다.

01

맨발로 걷도록 설계된
발바닥

　　'걸으면 건강에 좋고 병도 낫는다고 하니 나도 열심히 걸어볼까?', '맨발로 걸을까, 신발을 신고 걸을까?', '신발에 깔창을 깔고 걸을까, 깔창 없이 걸을까?' 등으로 고민하는 분들이 꼭 알아 둬야 할 정보가 있습니다.

　　언제부터인가 '깔창은 제2의 신발'이라고 불릴 만큼 신발 못지않게 중요하게 여겨지면서 지금은 대부분의 스포츠화와 값비싼 신발에 부착돼 있습니다. 깔창은 종류가 다양해 바닥이 밋밋한 것도 있고, 발바닥 아치를 떠받칠 수 있는 모양으로 만들어진 깔창도 있습니다. 더욱이 요즘은 깔창이 필요 없는 운동화, 슬리퍼, 샌들조차 깔창이 깔린 형태로 제작돼 있습니다.

　　저는 20여 년 전 텔레비전의 건강 프로그램에서 발 전문가의 "신발에 깔창을 깔아야 덜 피곤하며 발바닥 균형이 무너지지 않는다"라는 이야기를 듣고 한때는 깔창을 애지중지했습니다. 그런데 이상하게도 이전보다 훨씬 더 피곤할 뿐 아니라 많이 걸을수록 발바닥 아치 부분이 아파서 오래 걸을 수 없었습니다. 그래서 깔창을 없애고 걸었더니 발걸음이 한결 가볍고 오래 걸어도 피곤함을 덜 느꼈으며 발바닥도 아프지 않았습니다.

그 당시에는 깔창이 있는 신발을 신으면 왜 피곤한지를 알지 못해 궁금했는데, 발바닥 아치를 떠받치는 깔창을 깔면 아치 공간이 없어져 평발과 똑같은 상황이 연출돼 보행이 불안정해지기 때문에 관절에 무리가 와서 발이 쉽게 피로해진다는 것을 알게 됐습니다. 자연의 법칙을 거스르고 깔창을 깐 신발을 신으면 반드시 대가를 치른다는 것을 기억할 필요가 있습니다.

인체를 형성하는 206개의 뼈 중 4분의 1인 52개가 발에 집중돼 (왼발과 오른발이 각각 26개의 뼈로 구성) 무거운 체중을 떠받치며 달리기, 착지, 말초혈관의 혈액순환 작용 등을 완벽하게 수행하고 있습니다. 인간의 발을 완벽하게 설계하고 빚어낸 조물주의 지혜에 경탄할 따름입니다.

이처럼 인간의 발바닥은 맨발로 생활하도록 설계돼 있고 완벽한 구조로 이뤄져 있는데도 이를 무시하고 "깔창이 있는 신발을 신어야 발에 무리가 가지 않는다"라는 거짓 정보로 인해 요즘 대부분의 신발에는 깔창이 부착돼 있는 실정입니다.

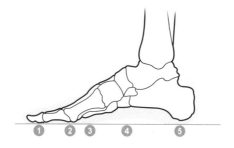

발 뼈대 모습

위 그림은 서 있는 사람의 발을 엄지발가락 옆쪽에서 보고 그린 뼈대의 모습입니다. 발목뼈에서 ❶까지는 체중이 용수철 역할을 하는 6개의 관절을 통해 전달되고 있습니다. 발바닥 ❸부터 뒤꿈치 ❺ 사이의 땅바닥에 닿지 않는 공간 부분이 '발바닥 아치'이며, 이곳을 이용해 발목 아래의 뼈 26개가 용수철처럼 작용합니다.

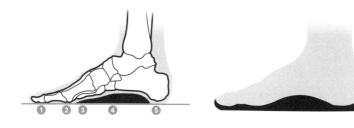

깔창 있는 신발을 신은 모습

발바닥에 숨어 있는 비밀

161쪽 아래의 그림은 깔창이 깔린 신발을 신고 있는 모습으로, 깔창이 발바닥 전체를 받쳐 주므로 매우 안정돼 보입니다. 하지만 이러한 신발을 신으면 용수철 역할을 하도록 설계된 발바닥 ❸부터 뒤꿈치 ❺까지의 아치 부분이 완충 역할을 하지 못하기 때문에 26개의 뼈를 연결하는 인대(靭帶)들이 퇴보하게 되며 ❶, ❷ 부분도 힘을 발휘하지 못하게 됩니다. 발바닥 아치 부분이 용수철처럼 완충 작용을 하지 못하면 발끝에 몰린 피를 심장 쪽으로 힘차게 밀어내는 펌핑 작용이 제대로 되지 않아 발이 붓고 차가워지는 것입니다.

'깔창 없이 딱딱한 지면을 걸으면 충격을 많이 받으므로 반드시 깔창이 충격을 흡수하게 해야 한다'라는 논리는 그럴듯하게 들리지만 사실은 그렇지 않습니다. 발은 걸을 때의 충격을 26개의 발뼈 전체가 완충 작용을 해 충격을 분산시키는 구조로 설계돼 있습니다.

깔창으로 ❶ 부분의 발가락을 구부리는 힘이 약해지면 ❷ 부분에 체중이 쏠려 통증이 발생하고 ❶, ❷의 지탱하는 힘이 약해지면 ❸, ❹의 아치 부분이 깔창과 접촉하는 시간이 길어져 ❹ 부분이 통증을 느끼게 됩니다.

26개의 뼈로 구성된 발은 인체 공학적으로 완벽하게 설계돼 있어 깔창 없이도 무리하지 않고 몸무게를 지탱할 수 있게 돼 있습니다. 완벽한 걸작품이 깔창 때문에 제대로 사용되지 못하고 퇴보하면 척추가 똑바로 서지 못하고 서서히 상체가 앞으로 구부러져 경추(목뼈)가 약해집니다. 또한 머리가 앞쪽으로 구부러져 두뇌의 혈액순환이 원활해지지 않으므로 두뇌 활동도 퇴보합니다. 이와 같은 노화 현상은 깔창으로 인한 발바닥의 균형 신경 감퇴에서 비롯된 것입니다. 때 이른 노화 현상을 예방하는 가장 좋은 방법은 뒷굽이 낮고 볼이 넓으며 깔창이 없는 신발을 신거나 24시간 맨발로 생활하는 것입니다.

깔창이 없는 신발을 신어야 무릎에 부담을 주지 않고 장거리를 달리거나 걸을 수 있습니다. 이것은 여러 날 동안 사슴을 뒤쫓아 사슴의 발굽이 너덜너덜할 정도로 탈진했을 때 맨손으로 잡는 멕시코 타라우마라족(Tarahumara)의 착지법에서 알 수 있습니다.

타라우마라족은 멕시코 치와와주 등지에 흩어져 살고 있는 원주민으로, 자신들을 '라라무리(Rarámuri)'이라고 부릅니다. 이들은 약 5~7만 명 정도로 추산됩니다. 외부의 식민 세력이나 선교사들에게 잘 동화되지 않고 현재도 계곡 지대에서 전통적인 삶의 방식을 유지하며 옥수수·콩 등의 작물을 재배하기도 하지만, 소·양·염소 등의 목축업을 하면서 해마다 이동 생활을 하고 있습니다.

이들은 마을 간의 운송, 통신 또는 사냥을 위해 뛰어난 장거리 달리기 기술을 터득한 것으로 알려져 있습니다. 달리기 기술을 연마하기 위한 달리기 대회는 짧게는 몇 시간에서 길게는 이틀에 걸쳐 최대 320km를 달리기도 합니다. 심지어 480km를 달리는 사람도 있는데, 이는 태양이 2회 뜨고 지는 48시간 동안 마라톤 풀 코스를 12회 달린 셈입니다.

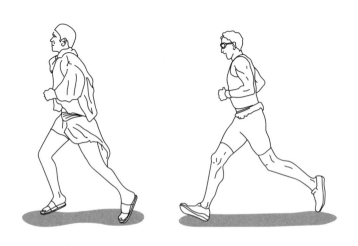

타라우마라족의 착지법(왼쪽)과 일반적인 착지법(오른쪽)

왼쪽 그림을 보면 달릴 때 무릎에 부담이 가지 않게 발뒤꿈치부터 착지하지 않고 앞꿈치부터 착지하는 것을 알 수 있습니다. 이렇게 착지하면 신체의 중심이 앞쪽으로 쏠리기 때문에 땅을 스치

듯 달리므로 무릎에 대한 부담감이 줄어들어 오랫동안 달릴 수 있게 됩니다.

이처럼 장거리를 잘 달릴 수 있는 에너지는 어디에서 공급받는 것일까요? 그 비결은 짐승 가죽으로 만든 '와라체(huarache)'라는 샌들과 '착지법(着地法)'에 있습니다. 달리면서 흘린 땀에 가죽 샌들이 젖으면 수분에 의해 땅과 전기적으로 접촉돼 어싱이 되는 것입니다. 땀에 젖은 가죽 신발은 전기가 잘 통하는 전도성 물체가 되므로 달리면서 에너지 역할을 하는 지구의 마이너스 전자를 무한대로 공급받을 수 있습니다.

발바닥에 숨어 있는 비밀

02

충격을 완화하는 맨발

마라톤을 비롯한 각종 달리기를 할 때는 운동화를 신고 달려야 신체에 가해지는 충격이 완화되는 것으로 알려져 있습니다. 하지만 국제적인 학술지 <Nature> 2010년 1월 28일호에는 '맨발로 뛸 때 받는 충격은 운동화를 신고 뛸 때보다 4분의 1 정도'라는 실험 결과를 알리는 논문이 실려 있습니다.

미국 하버드대학교 인간진화생물학자이자 달리기 마니아인 대니얼 리버만(Daniel Lieberman) 박사팀은 달리기를 좋아하는 200명 이상의 성인을 대상으로 운동화를 신고 달리는 그룹과 맨발로 달리는 그룹으로 나눠 달릴 때의 충격을 비디오로 촬영해 분석했습니다. 그 결과, 운동화를 신고 달리는 그룹은 164쪽의 오른쪽 그림처럼 뒤꿈치로 땅을 딛는 반면, 맨발로 달리는 그룹은 발의 앞부분 또는 발바닥으로 땅을 딛는다는 사실을 발견했습니다.

맨발로 달리면 발바닥의 아치, 발목, 무릎이 보다 유연해지고 발과 종아리 근육을 더 많이 사용하게 되고 몸에 가해지는 충격이 완화돼 더욱 편안하게 달릴 수 있게 된다는 사실을 알 수 있었습니다. 또한 발이 지면과 접촉할 때 맨발로 달리는 그룹은 몸무게의 0.5~0.7배에 해당하는 충격을 받는 반면, 운동화를 신고 달리는 그룹은 몸무게의 1.5~2배에 해당하는 충격을 받는 것으로 나타났습니다.

이와 같은 의외의 연구 결과를 접한 리버만 박사는 "나는 지금까지 맨발로 달리는 것은 고통스러운 일이며 미친 짓이라고 생각했다. 그러나 이는 사실이 아닌 것으로 밝혀졌다. …(중략)… 맨발로 달리면 발과 정강이를 강화시키고 부상을 피하게 해 준다는 것이 사실로 드러났다"라고 말했습니다.

맨발로 달리면 통증과 부상의 위험이 감소할 수 있다는 사실을 알 수 있는 연구 결과입니다. 실제로 운동화를 신고 달리는 선수들이 흔히 겪는 족저근막염(足底筋膜炎), 정강이외골증, 건초염(腱鞘炎), 피로골절, 하퇴부동통(下腿部疼痛)을 비롯한 많은 부상의 원인은 달리기로 인한 스트레스와 충격입니다.

발바닥에는 단단한 섬유 조직인 족저근막(足底筋膜)이 있는데, 이 족저근막은 걸을 때 발바닥의 아치를 유지하면서 발바닥에

발바닥에 숨어 있는 비밀

가해지는 충격을 완화해 주는 역할을 합니다. 족저근막염은 다소 생소한 질환처럼 보이지만, 축구 스타 손흥민·박주영 선수, 농구의 서장훈 선수, 마라토너 황영조·이봉주 선수도 이 질환으로 고생한 적이 있습니다.

키를 높이고 싶은 욕구 때문에 깔창이나 뒷굽이 높은 신발 또는 하이힐 등을 신고 장시간 걷거나 서 있으면 족저근막에 과도한 스트레스가 가해져 족저근막염이 쉽게 생깁니다.

국민건강보험공단 자료에 따르면, 족저근막염(足底筋膜炎)으로 병원 진료를 받은 환자는 2011년 10만 6,917명에서 2021년 26만 5,346명으로 10년 만에 2.6배 가까이 늘었는데, 여성의 비율이 남성보다 1.3배 높았습니다.

미국 유타대학교 진화형태학자 데니스 브램블(Dennis Bramble) 박사는 연구를 통해 운동화를 비롯한 각종 신발을 신고 걸으면 인간의 걸음걸이 자체가 달라진다는 사실을 밝히며, 다음과 같이 발표했습니다.

"이번 맨발에 관한 연구는 탁월한 결론을 도출했다. 운동화를 신고 발뒤꿈치로 착지하는 것은 인간이 보유한 천혜의 충격 흡수 장치를 무용지물로 만드는 것이다. 우리는 진실을 깨달아야 한다. 인간은 맨발로 달리기에 적합하도록 설계됐다."

운동화가 발명된 것은 1900년대 초반이고 널리 대중화된 것은 1970년대입니다. 최근에는 다양한 기능성 스포츠화가 개발돼 종류가 수십 종에 이르지만, 맨발걷기에 관한 과학적인 데이터는 달리기 선수들의 운동화에 대한 맹신에 대해 한 번쯤 생각해 볼 수 있는 계기를 제공했다고 할 수 있습니다.

발바닥에 숨어 있는 비밀

03

특별한 신체 부위,
발바닥 아치

　　　　지구상에 존재하는 동물 중 인간과 하등 동물 사이에는 뚜렷한 차이점이 있습니다. 그것은 바로 인간은 두 발로 서서 걷고, 하등 동물은 네 발로 기어 다닌다는 것입니다. 특이한 점은 인간의 발바닥에는 '아치'가 있는데, 하등 동물에는 없다는 사실입니다. 인간은 발바닥에 아치가 있기 때문에 높이뛰기, 멀리뛰기, 세단뛰기, 공중 회전 후의 사뿐한 착지가 가능하며, 42.195km의 마라톤 코스도 달릴 수 있습니다. 이처럼 다양한 운동을 할 수 있는 인간의 발바닥 아치에는 또 다른 비밀이 숨어 있는데, 주요 역할은 다음과 같습니다.

✓ **체중을 떠받친다.**

✓ **충격을 흡수해 완충 작용을 한다.**

✓ **혈액의 펌핑 작용으로 혈액순환을 돕는다.**

✓ **앞으로 빠르게 나아가도록 추진력을 발휘한다.**

발바닥 아치는 뼈가 활 모양처럼 구부러져 형성된 것으로, 우리 발에 3군데가 있습니다. 그림의 아치 ❶은 땅을 밟아도 흙이 닿지 않는 발바닥 중앙 부분, 아치 ❷는 발등의 대각선 부분, 아치 ❸은 5개의 발가락 뒷부분으로, 발바닥을 보면 움푹 들어가 있는 곳입니다.

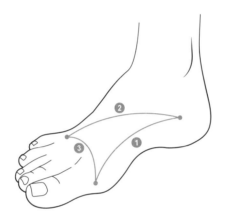

발바닥 아치의 구조

발바닥의 아치는 갓난아이에게도 있지만, 제대로 형성돼 있지 않아서 2세가 될 때까지는 똑바로 설 수 없으며 걷기 시작할 때도 불안정해 아장아장 걷다가 금세 넘어집니다. 발바닥 아치가 형성되기 시작하는 것은 3~4세부터이며, 이때부터 똑바로 서서 앞으로 걷기, 뒤로 걷기, 달리기, 뜀뛰기 등의 여러 가지 운동을 할 수

발바닥에 숨어 있는 비밀

있습니다. 12~13세 정도가 되면 성인처럼 제대로 발바닥 아치가 형성되지만, 어떤 아이는 아치가 없는 평발이 돼갑니다.

평발을 '편평족(扁平足)'이라고도 하는데, 발바닥 안쪽의 아치가 비정상적으로 낮아지거나 소실되는 것으로, 발에 나타나는 가장 흔한 증상입니다. 평발이 되면 발뒤꿈치가 바깥쪽으로 향하게 돼 안짱걸음(∧)을 걷게 되거나, 발 앞쪽이 바깥쪽으로 향하게 돼 팔자걸음(∨)을 걷게 될 수도 있습니다. 평발은 하중과 충격을 흡수해 분산하는 쿠션 역할을 할 수 없기 때문에 성인이 되면 다음과 같은 문제를 일으킵니다.

- ✓ 하지의 정렬 상태에 변화가 생겨 허리 통증이 유발될 수 있다.
- ✓ 보행이 불안정하기 때문에 관절에 무리가 와서 발이 쉽게 피로해진다.
- ✓ 발관절염, 무지외반증, 소지내반증, 지간신경종 등으로 발의 변형 및 질환을 유발한다.

평발은 유전적인 영향이 있다고 하지만, 어릴 때부터 평발을 유발하는 잘못된 습관을 통해 나타나기도 합니다. 유아기 때부터 꽉 끼는 양말이나 신발 속에 발을 가둬 두면 평발이 될 확률이 높아진다는 연구 결과가 발표되면서 외국의 일부 유치원에서 1년 내내 맨발로 생활하도록 지도한 결과, 평발을 가진 아이가 없어지기도 했습니다.

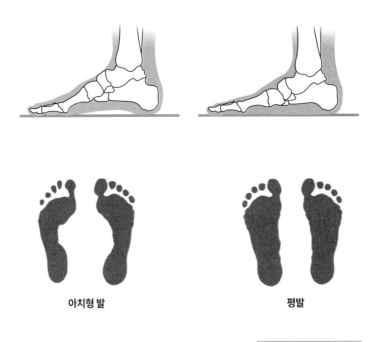

아치형 발　　　　　　　　　평발

아치형 발 모양과 평발 모양

　발바닥 아치를 형성하는 뼈는 인대와 결합돼 있기 때문에 인대를 강하게 할 필요가 있습니다. 인대가 약해지면 발목을 자주 접질리게 되므로 인대를 강하게 하려면 맨발로 활동하며 발이 꽉 끼는 신발을 신지 말아야 합니다. 발에 맞지 않는 신발이 발에 무리

발바닥에 숨어 있는 비밀

하게 압력을 가하면 인대의 탄력성이 없어지며 아치가 제대로 형성되지 않아 평발이 돼갑니다. 평발은 일평생 무릎관절, 고관절, 척추, 어깨뼈에 문제를 일으키는 요인이 된다는 사실을 꼭 기억하시기 바랍니다.

04

무지외반증과
소지내반증

요즘 '무지외반증(拇趾外反症)'과 '소지내반증(小趾內反症)'으로 병원 치료를 받는 사람들이 증가하고 있습니다. 엄지발가락이 휘어지면서 통증을 유발하는 무지외반증은 우리나라의 성인 4명 중 1명, 65세 이상의 노인은 3명 중 1명에게서 발생합니다. 또한 어린이는 별다른 통증을 느끼지 못하기 때문에 일찍 발견해 치료하는 경우가 드뭅니다.

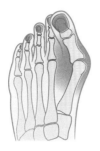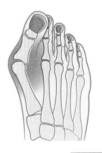

무지외반증의 발 모양

발바닥에 숨어 있는 비밀

무지외반증은 엄지발가락이 두 번째 발가락 쪽으로 과도하게 휘어지면서 엄지발가락 쪽 관절이 옆으로 튀어나와 통증을 유발하는 증상입니다. 무지외반증은 하이힐을 즐겨 신는 여성에게 흔히 발생하지만, 최근에는 볼이 좁은 구두를 즐겨 신는 젊은 남성에게도 나타나는 추세입니다.

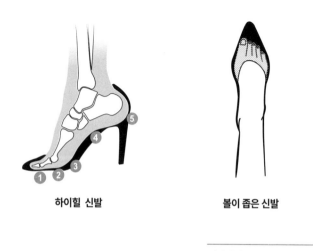

하이힐 신발   볼이 좁은 신발

엄지발가락이 휘어지는 신발

무지외반증의 주요 증상은 엄지발가락 쪽 통증과 굳은살이지만, 휘어진 정도나 통증이 심하지 않은 경우, 치료 시기를 놓치는 경우가 많습니다. 증상을 방치할 경우, 걸을 때마다 엄지발가락의 통증 때문에 잘못된 보행 습관이 생기기 쉬우며 발가락 사이의 신경종, 발가락 관절염, 2~5번째 발가락 관절의 탈구 등의 2차 질환이 발생할 위험성이 높아집니다.

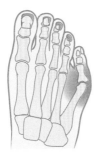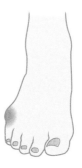

소지내반증의 발 모양

위 그림처럼 소지내반증은 새끼발가락이 엄지발가락 쪽을 향해 휘어지는 질환으로, 새끼발가락 뼈가 휘어져 밖으로 튀어나오고 뼈 자체에 변형이 생겨 단순히 발가락이 휘어지는 정도에서 그치지 않습니다. 걸을 때마다 아파서 무게중심이 흐트러지면 무릎부터 고관절, 골반, 허리, 어깨 관절에 이르기까지 부담을 줍니다. 사소해 보인다고 해서 방치하면 발에서 시작된 통증이 신체의 모든 관절의 균형을 서서히 망가뜨리게 됩니다.

신체 전체의 균형에 많은 영향을 미치는 무지외반증과 소지내반증을 예방·치유하기 위해서는 맨발로 생활하는 것이 가장 좋습니다.

발바닥에 숨어 있는 비밀

발바닥,
오장육부의 출장소

두 번째 손가락을 구부려 삼각형으로 만든 관절로 발바닥의 지압점(指壓點)을 꾹꾹 누르면서 지압을 하면 건강이 좋지 않은 사람은 너무 아파하며 비명을 지르지만, 건강한 사람은 전혀 반응이 없습니다.

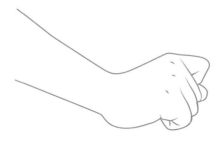

검지를 구부린 모양

예를 들어 여성의 발바닥 뒤꿈치 중앙 부분과 엄지발가락 뒤쪽 발바닥의 두툼한 부분을 지압할 때 아프면 건강에 문제가 발생했다는 신호입니다. 병원에서 진료를 받으면 어김없이 자궁과 갑상선에 문제가 발생했다는 것을 확인할 수 있습니다.

이 경우 의사에게 진찰을 받거나 MRI 촬영을 하지 않고서도 어떻게 자궁과 갑상선에 문제가 생겼다는 것을 알 수 있는지 의문이 생깁니다.

발바닥에는 몸속의 오장육부(五臟六腑)와 신경으로 연결된 출장소가 있어서 만약 몸속의 특정한 장기에 문제가 발생하면 발바닥 출장소에서 "건강에 문제가 발생했으니 빨리 병원에 가세요" 하는 신호를 보냅니다. 참으로 고마운 시스템인데도, 우리가 발을 그다지 중요시하지 않기 때문에 통증 신호를 제대로 수신하지 못합니다. 발바닥의 통증은 발을 씻은 후 발을 귀한 존재로 여겨 마사지하는 사람만이 발견할 수 있습니다.

간 질환

간(肝)은 잠시도 쉬지 않고 온종일 하루에 5,000여 가지 이상의 일을 해내므로 '인체의 화학 공장'이라고 불립니다. 영양소의 처리, 저장, 분해, 해독, 배출 등의 역할을 하는 간은 무엇보다 중요한 장기 중 하나입니다. 해마다 2만여 명이 간 질환으로 사망하고 있는데, 간 질환은 크게 지방간, 간염, 간경변, 간암 등으로 분류합니다. 간 질환 초기에는 안색이 좋지 않고 어깨나 목이 뻐근하고 전신이 나른하며 식욕 부진, 소화불량, 구역질, 변비, 설사, 복부 팽만감, 잦은방귀, 눈의 피로, 시력 저하, 팔다리가 저리는 증상 등이 나타나 피로가 쉽게 회복되지 않는 만성 피로 증후군에 시달립니다.

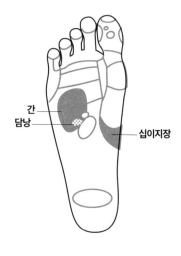

간
담낭
십이지장

간 질환의 지압점

간 질환을 치유하기 위해서는 오른쪽 발바닥의 간·담낭·십이지장과 연결된 출장소를 지압하는 것이 좋습니다. 간암으로 시한

부 인생을 사는 사람이 맨발걷기를 꾸준히 해서, 불과 수개월 만에 완치돼 신문·텔레비전·잡지 등의 매스컴에 보도됐는데, 이는 간 질환과 관련된 발바닥 출장소를 맨발걷기로 자극한 결과입니다.

간 질환의 예방과 치유를 위해서는 맨발걷기도 중요하지만, 무엇보다 과음·과식·흡연·스트레스·불규칙한 생활습관·가공 식품·산성 식품을 멀리하고 충분한 양의 물, 모든 미네랄이 포함된 적당량의 소금, 비타민이 풍부한 채소와 과일을 즐겨 섭취해 간의 해독 작용을 돕는 것이 중요합니다. 또한 간 해독에는 아침에 식사 대신 당근과 사과로 만든 신선한 주스에 소금을 조금 혼합해 함께 마시는 것이 좋습니다.

갑상선 질환

갑상선 질환에는 크게 '갑상선기능항진증'과 '갑상선기능저하증'이 있습니다. 맨발걷기를 오래 했더니 갑상선기능이 향상됐다는 말을 자주 듣습니다. 이는 맨발걷기를 통해 발바닥의 갑상선 출장소를 자극한 지압 효과가 나타난 것입니다.

갑상선과 관련된 지압점은 엄지발가락 뒤쪽 발바닥의 튀어나온 곳으로, 이곳을 자극하는 지압을 하면 효과가 큽니다.

발바닥에 숨어 있는 비밀

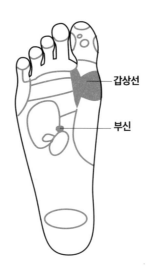

갑상선 질환의 지압점

갑상선 기능을 향상하기 위해서는 맨발로 생활하는 것이 가장 좋지만, 환경이 허락하지 않는다면 갑상선을 자극하는 발바닥의 출장소를 지압하는 것도 좋은 방법입니다. 또한 충분한 양의 물과 모든 미네랄이 포함된 적당량의 소금 및 미역을 비롯한 해조류를 즐겨 섭취하고, 겨울철에는 항상 목을 따뜻하게 유지하는 것이 좋습니다.

갑상선은 10여 종류의 다양한 호르몬을 생산하는 공장입니다. 갑상선 호르몬이 부족하면 온몸의 대사 기능이 저하돼 추위를 잘

7장

타고, 땀이 잘 나지 않고, 피부가 건조하고 창백하거나 누렇게 되고, 쉽게 피로하고, 만사에 의욕이 없고, 집중력과 기억력이 감퇴합니다. 또한 식욕이 없어 잘 먹지 않는데도 체중이 증가하고, 목소리가 쉬고, 말이 느려지고, 소화불량이 생기며 심하면 변비가 생기고, 얼굴과 손발이 붓고, 팔다리가 저리고 쑤시며 근육이 단단해지고 근육통도 생깁니다. 특히 여성의 경우, 갑상선기능저하증으로 나타나는 부종은 손가락으로 눌러도 들어가지 않는 특징이 있습니다.

수족냉증

수족냉증은 추운 곳에 있을 때뿐 아니라 따뜻한 곳에서도 손발이 시리듯 차가운 증상입니다. 손발이 차가운 것이 주된 증상이지만, 때로는 무릎이 시리며 아랫배, 허리 등 다양한 부위에서 냉기를 함께 느끼기도 합니다. 심지어 여름에도 양말을 신고 잠을 자야하는 경우도 있습니다. 남성보다 여성, 특히 40대 이상의 중년 여성에게 많이 발생하는데, 그 이유는 초경·임신·출산·폐경을 순차적으로 경험한 여성은 남성보다 호르몬의 변화가 크기 때문입니다.

수족냉증의 확실한 치료 방법은 아직 없습니다. 그러나 수족냉

발바닥에 숨어 있는 비밀

증으로 고생하는 분들에게 맨발걷기를 꾸준히 할 것을 권장했더니, 손발이 따뜻해지는 효과를 본 사람들을 자주 목격할 수 있었습니다. 수족냉증은 호르몬 분비 이상으로 여성에게 많이 나타나는 증상이므로 갑상선과 연결된 발바닥의 출장소를 자극하는 맨발걷기와 지압을 하는 것이 좋습니다.

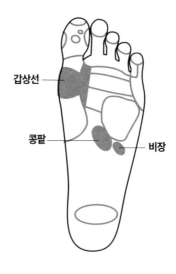

수족냉증 완화의 지압점

수족냉증을 예방·치유하기 위해서는 맨발걷기와 지압도 좋지만, 스트레스를 받지 않는 것이 가장 중요합니다. 또한 몸을 차게 하는 가공 식품과 산성 식품을 멀리하고 몸을 따뜻하게 하는 천연 소금, 무·우엉·양파와 같은 뿌리 음식, 짭짤한 채소 반찬과 알칼리성 식품을 가까이하는 것이 좋습니다. 또한 5일~1주일에 한 번씩 42도의 따뜻한 물에 20분 정도 반신욕을 하거나 소금 찜질방이나 황토방의 원적외선 찜질을 하는 것도 많은 도움이 됩니다.

눈의 피로와 시력 감퇴

사무실에서 컴퓨터로 작업하거나 온종일 휴대전화를 들여다보는 탓에 눈의 피로와 시력감퇴를 호소하는 사람이 꾸준히 늘고 있습니다. 이러한 분들에게 "맨발걷기를 꾸준히 했더니 눈의 피로 회복은 물론 시력까지 좋아졌다"라는 말을 들을 수 있는데, 이는 맨발걷기를 통해 눈과 관련된 발바닥의 출장소를 자극한 효과가 나타난 것입니다.

눈은 나선형처럼 생긴 일종의 동굴이기 때문에 컴퓨터와 휴대전화에서 방사하는 전자파를 가장 빨리 흡수합니다. 이러한 이유로 눈이 쉽게 피로해지고 침침해져 글씨가 흐릿하게 보이다가 시력감퇴로 이어집니다. 눈의 피로를 풀고 시력 감퇴를 예방하기 위해 눈 주위를 마사지하기도 하지만, 눈과 관련된 발바닥의 출장소를 자극하면 효과가 더 빨리 나타납니다.

발바닥에 숨어 있는 비밀

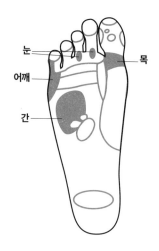

눈

어깨

간

목

변비

여성과 노인에게 흔히 발생하는 변비는 스트레스, 식이섬유가 전혀 없는 고기 과다 섭취, 채소와 과일 섭취 부족, 운동 부족, 대장의 꿈틀운동 기능 저하 등으로 발생합니다. 흔히 '변비는 만병의 원인이 된다'라고 하는데, 이는 빨리 배출돼야 할 몸속의 쓰레기가 배출되지 않고 정체돼 나쁜 독소를 몸이 흡수해 치매를 비롯한 온갖 질환을 일으키기 때문입니다.

만병의 근원인 변비도 진흙탕 길이나 바닷가 모래사장을 맨발로 자주 걸으면 증상이 완화됩니다. 변비와 관련된 소장(小腸)과 대장(大腸)의 출장소는 발바닥의 아치에 있는데, 이곳은 딱딱한 맨땅을 밟을 때는 자극이 없지만, 발이 푹푹 빠지는 진흙 길이나 모래사장을 밟으면 지압 효과가 쉽게 나타납니다.

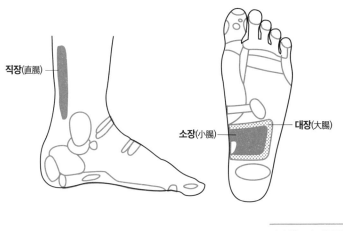

직장(直腸)

소장(小腸)

대장(大腸)

변비 해소의 지압점

변비를 해소하기 위해서는 스트레스 관리 및 육류 식품을 줄이고, 충분한 양의 물·소금·채소·과일을 섭취하면서 항상 아랫배를 따뜻하게 유지하며 마사지하는 것도 좋은 방법입니다. 더불어 맨발로 모래사장을 걷는 것도 매우 효과적입니다. 만약 맨발걷기를 하지 못할 경우에는 식사 전에 반드시 야채 샐러드를 먹고 식사를 해야 하며 목욕을 자주 하면서 소장과 대장을 자극하는 발바닥의 출장소를 지압하는 것이 좋습니다.

발바닥에 숨어 있는 비밀

불면증

잠을 자야 할 시간이 지나 새벽 3~4시까지도 좀처럼 잠들지 못하는 불면증보다 더 큰 스트레스는 없을 것입니다.

국민건강보험공단의 '2021 건강 생활 통계 정보'에 따르면, 수면 장애(불면증)로 병원 진료를 받은 사람은 2016년 54만 3,000명에서 2020년 65만 6,000명으로, 5년 동안 11만 3,000여 명이 증가했습니다. 이는 해마다 2만 2,000명 이상 증가한 셈입니다. 전체 연령대별로 살펴보면 2020년 진료 인원 기준 60대가 14만 3,263명(21.3%)으로 가장 많았으며 그 뒤를 이어 50대 19.9%, 70대 16.5%, 40대 14.8% 순이었습니다.

저는 나이가 들수록 점점 심해지는 불면증으로 병원 치료를 받는 사람에게 "불면증에는 소금을 탄 물을 많이 마시고 목욕을 자주 하며 무조건 맨발로 많이 걸으세요"라고 권합니다. 저의 조언을 받아들여 실행한 사람은 모두 이구동성으로 "목욕을 하고 맨발로 걸었더니 난생처음 꿀잠을 잤다", "맨발걷기로 효과가 가장 빨리 나타나는 것은 숙면인 것 같다"라고 하면서 감탄합니다. 맨발걷기를 할 수 없는 사람은 숙면을 취하게 하는 발바닥의 출장소를 지압하는 것도 도움이 됩니다.

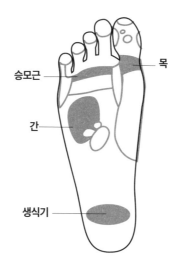

불면증 개선의 지압점

　건강의 3대 목표는 식욕이 왕성한 쾌식(快食), 꿀잠을 자는 쾌면(快眠), 노폐물을 시원스럽게 배출하는 쾌변(快便)입니다. 숙면하면 피로 회복, 에너지 보존, 기억력 향상, 면역력 증강 등의 긍정적인 효과가 나타나지만, 잠이 부족하면 피곤하고 졸리거나 기억력·집중력이 감소하고, 감정 기복이 심해지고, 식욕이 증가해 체중이 불어나는 증상이 나타날 수 있습니다.

　불면증은 스트레스가 가장 큰 원인이며, 물과 소금의 부족, 가공식품과 산성 식품 위주의 식생활도 주요 원인으로 꼽히고 있습니다.

스트레스를 심하게 받으면 혈액순환 장애가 발생해 뇌로 가는 혈류량이 줄어들고, 신체에 물과 소금이 부족하면 정서적으로 늘 불안하며 심하면 공황장애가 발생합니다. 또한 활성산소를 많이 발생시키는 가공 식품과 산성 식품 위주의 식생활을 하면 신경이 곤두서 밤이 돼도 좀처럼 잠이 오질 않습니다. 불면증을 해소하는 데는 규칙적인 생활습관, 알칼리성 식품 위주의 식생활, 충분한 양의 물과 적당량의 소금 섭취, 맨발걷기가 좋습니다.

불안과 초조

아무런 이유도 없이 불안하거나 초조하면 역시 무조건 맨발걷기부터 시작해야 합니다. 엄지발가락에는 각종 호르몬을 가장 많이 분비하는 뇌하수체(腦下垂體), 시상하부(視床下部), 갑상선(甲狀腺), 송과체(松果體), 대뇌(大腦), 소뇌(小腦)와 신경으로 연결된 출장소가 있어 맨발로 걸으면 많은 자극을 받게 됩니다.

맨발로 땅을 밟는 순간, 두뇌와 관련된 발바닥의 출장소가 자극을 받기 때문에 갑자기 상쾌해지며 기분이 좋아지는데, 이는 실제로 경험해 보지 않고는 느낄 수 없습니다. 맨발로 흙을 밟을 수 없는 환경이라면 행복 호르몬을 비롯해 다양한 호르몬 분비와 관련된 엄지발가락을 지압하는 것이 많은 도움이 됩니다.

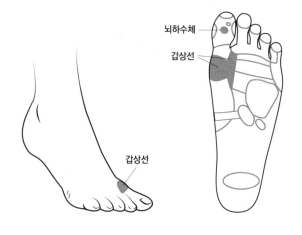

뇌하수체

갑상선

갑상선

불안·초조 해소의 지압점

　최근 불안과 초조의 주된 원인 중 하나는 행복 호르몬인 옥시토신, 엔도르핀, 세로토닌 등과 같은 호르몬의 부족때문으로 밝혀졌습니다. 호르몬의 분비를 활성화하는 데는 맨발로 걷는 것도 중요하지만, 몸에 물과 미네랄이 부족하지 않도록 충분한 양의 물과 인체에 필요한 모든 미네랄이 포함된 소금을 적당량 섭취하는 것이 좋습니다. 또한 반찬을 자신의 입맛에 맞게 간간하게 조리해 섭취하는 것도 중요합니다.

발바닥에 숨어 있는 비밀

소화불량

식사를 한 후 소화가 잘되지 않고 메스꺼우면 부정적인 생각이 들고 짜증이 납니다. 이때 약간의 소금을 탄 물을 한 컵 마시고 맨발로 흙길이나 잔디밭을 걸으면 신기하게도 소화가 잘되고 스트레스가 해소되는 것을 느낄 수 있습니다. 이는 발바닥에 위장과 연결된 출장소가 자극을 받아 위장이 활발하게 활동하기 때문입니다.

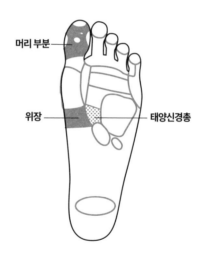

머리 부분

위장

태양신경총

소화불량의 지압점

한 끼의 식사를 소화시키는 데는 사람에 따라 500~750㎖의 소화액이 필요합니다. 이를 물컵으로 환산하면 2~3잔에 해당하는 양입니다. 소화액은 소금 성분인 염소가 충분해야 제대로 분비되는데, 반찬을 지나치게 싱겁게 조리해 먹으면 소화액이 부족해 소화불량과 역류성 식도염이 발생합니다.

과음·과식으로 소화불량이 생겼을 때 발바닥의 위장 자리를 지압하면 효과가 금세 나타납니다. 예방책으로 식사 때마다 약간의 천연소금을 탄 물을 식사하기 전에 2잔, 식사를 한 후에 1잔을 마시면 평생 소화불량과 역류성 식도염이 발생하지 않습니다. 식후에 물을 마시면 위액이 묽어진다는 잘못된 건강 상식에 휘둘리지 말고 단백질 덩어리인 고기를 잘 분해하는 것은 소금과 물이라는 점을 기억하시기 바랍니다.

심장 질환

우리나라 사망 원인 중 2위는 심장 질환입니다. 건강보험심사평가원의 통계에 따르면, 매년 20만 명이 넘는 환자가 심부전증으로 병원을 찾고 있습니다. 2020년에는 환자의 80% 이상이 60대 이후의 고령층이며, 여성 환자가 약 58% 정도로 남성보다 더 많았습니다.

심부전증(心不全症)은 다양한 원인으로 발생하지만, 심근경색과 같은 관상동맥 질환이 가장 흔한 원인이며 고혈압, 부정맥, 심장근육 질환, 심장판막 질환 등도 주요 원인입니다.

평소 조금만 빨리 걷거나 계단을 오르면 숨이 차고 기침이 나며 심장이 평소보다 심하게 뛰거나 불규칙해지는 부정맥, 어지럼증 등으로 고생한다면 맨발걷기를 통해 증상을 완화할 수 있습니다.

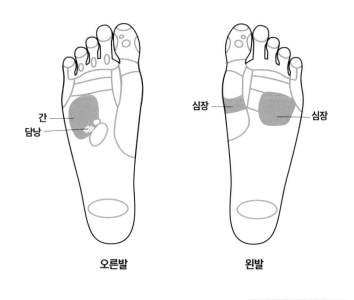

오른발　　　왼발

심장 질환의 지압점(왼발)

심장과 연결된 출장소는 그림처럼 왼발에만 있으므로 맨발걷기로 이곳을 자극하면 손으로 하는 지압보다 더 큰 효과를 얻을 수 있습니다.

심장 질환을 예방하기 위해서는 맨발걷기도 중요하지만, 평소 기름으로 튀긴 음식과 고기, 과음·과식을 피하고 충분한 양의 물과 적당량의 소금을 섭취해 혈액을 묽게 유지하는 것이 중요합니다.

촉촉한 피부

여성을 괴롭히는 트러블 중 하나가 거친 피부입니다. 선선한 바람이 부는 가을철이 되면 피부가 건조해지고 탄력을 잃기 마련입니다. 보습제를 바르지 않고도 탄력 있고 촉촉한 피부를 원한다면 맨발걷기를 하는 것이 좋습니다. 땅을 맨발로 걸으면 갑상선·간·부신·위장과 연결된 발바닥의 출장소를 자극해 효과가 빨리 나타납니다.

잔주름 예방과 1년 내내 촉촉한 피부를 원한다면, 맨발걷기도 효과적이지만, 충분한 양의 물, 적당량의 소금, 비타민 C가 풍부한 채소·과일 섭취가 필수입니다. 맨발걷기 환경이 허락되지 않는다면 가공 식품과 산성 식품을 멀리하고 식물성 식품을 많이 섭취해 항상 아랫배를 따뜻하게 유지하며 피부와 관련된 발바닥의 출장소를 지압하는 것이 좋습니다.

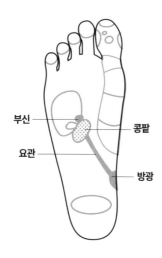

부신

요관

콩팥

방광

피부의 지압점

콩팥(신장) 기능이 좋지 않아 투석 직전의 환자를 바닷가로 데리고 가서 모래 속에 다리를 20분 동안 묻었더니 부종이 사라진 사례를 31쪽에 소개했습니다. 이러한 결과는 맨발로 바닷가 모래사장을 밟으면서 얻은 지압 효과도 한몫했다고 할 수 있습니다. 양쪽 발바닥에는 콩팥을 자극해 기능을 향상시키는 출장소가 있으므로, 맨발걷기를 하지 않을 때도 이곳을 지압하면 콩팥을 자극해 기능을 향상시키는 데 도움이 됩니다.

콩팥 질환은 지속적으로 단백뇨를 배출하거나 기능이 저하된 상태를 말합니다. '콩팥은 한 번 나빠지면 좋아지지 않는다'라고 알려져 있는데, 이는 약물 치료에만 의존할 경우에 해당합니다. 콩팥 2개의 무게는 250g 정도에 불과하지만, 1분에 혈액량 1ℓ를 여과시키며 소변을 하루에 평균 1.5ℓ를 만들어 몸속의 노폐물, 즉 쓰레기를 배출시키는 매우 중요한 기관입니다.

콩팥 기능이 나빠지는 주요 원인은 당뇨병과 고혈압입니다. 이를 예방하려면 혈액을 탁하게 만드는 가공 식품과 산성 식품을 멀리하고 혈액을 맑게 하는 충분한 양의 물과 알칼리성 식품을 가까이해야 합니다. 혈액이 탁해지면 콩팥 사구체(絲球體)의 200만 개나 되는 모세혈관이 서서히 막혀 기능이 상실되기 시작하는데, 통증을 느끼지 못하기 때문에 뒤늦게 발견하는 사례가 많습니다.

콩팥 질환자 중에는 수십 년 동안 반찬을 지나치게 싱겁게 또는 무염식으로 조리해 먹은 분들도 많습니다. 혈액에는 반드시 나트륨이 0.9% 존재해야 모든 장기가 제기능을 발휘합니다. 이러한 과학적인 데이터도 제시하지 않고 "음식을 짜게 먹으면 고혈압이 된다"라는 무책임한 말만 믿고 지나치게 싱겁게 먹으면 신체는 항상 나트륨 부족에 허덕이게 됩니다. 콩팥은 혈액에 부족한 나트륨이 소변으로 배출되지 않도록 재흡수하기 위해 안간힘을 쏟다가 지쳐버린 끝에 파업을 한 것이나 다름없습니다.

제 지인 중에는 수십 년 동안 음식을 지나치게 싱겁게 먹은 결과, 콩팥 질환으로 고생하는 분들이 많습니다. 이러한 분들에게 하루에 1.8ℓ의 생수에 죽염을 티스푼 하나의 분량을 타서 마시면서 반찬도 간간하게 조리해 먹고 맨발걷기와 발바닥 지압을 꾸준히 하도록 권했습니다. 제 조언대로 실천한 결과, 콩팥 기능이 좋아져 새로운 삶을 살고 있는 분들을 자주 접할 수 있습니다. 하지만 이는 처방전이 아니므로 반드시 의사와 상담해서 결정하시기를 바랍니다.

허리 근육 통증

허리 통증의 공통점은 볼이 좁거나 굽이 높은 신발을 즐겨 신는 사람, 'ㅅ' 또는 'ㅅ' 형태로 걷는 사람에게 흔히 나타나는 증상입니다. 볼이 좁고 굽이 높은 신발을 신으면 무지외반증이나 소지내반증이 발생하기 쉬운데, 이에 따라 무릎관절·고관절·척추·어깨뼈 부근의 근육이 당겨져 긴장하거나 척추가 변형돼 디스크가 돌출되어 통증을 유발합니다.

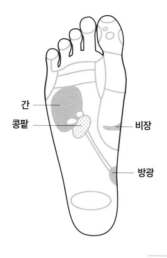

간

콩팥

비장

방광

위와 같은 상황이 아니어도 허리 근육 통증이 발생했다면 내장 기관인 간, 췌장, 신장, 방광이 약해졌다는 신호로 받아들여야 합니다. 위 그림처럼 발바닥의 출장소를 지압하면 통증 완화에 많은 도움이 됩니다.

허리 근육 통증을 해소하는 가장 좋은 방법은 맨발로 생활하는 것과 팔자걸음을 고쳐 십일자(11)로 걸으며 굽이 없는 신발을 신는 것입니다. 허리 통증을 예방하기 위해 팔자로 걷지 않고 십일자로 걸으려고 하면 발목과 무릎에 통증이 발생해 포기하고 싶을 때도 있습니다. 하지만 반신욕은 일시적으로 허리 통증이 완화될 수 있지만, 근본적인 치료가 아니기 때문에 십일자(11) 걷기 연습은 꾸준히 해야 합니다. 참고로 팔자걸음을 고치려면 운동장이나 모래사장에 일자(1)로 줄을 긋고 그 선을 따라 똑바로 걷는 연습을 많이 해야 합니다.

✚ 부록

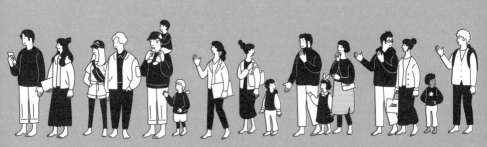

I

자유 전자와 음이온

  '맨발로 걷기'에 관한 책과 자료에서는 '자유 전자'와 '음이온', '마이너스 전자'라는 단어가 자주 등장합니다. 자유 전자와 음이온의 의미를 깊게 이해하면 맨발걷기와 숲속의 맑은 공기가 얼마나 중요한지를 새롭게 인식하게 돼 야외에서의 활동을 더욱 열심히 하고자 하는 의지가 생깁니다.

01

자유 전자

  지구상에 존재하는 만물의 최소 단위인 원자(原子)의 중심에는 플러스(+) 전하를 띤 양성자(陽性子)와 전기적으로 중성인 중성자(中性子)로 구성된 원자핵(原子核)이 존재하고, 이 원자핵의 바깥쪽에는 마이너스(-) 전하를 띤 전자(電子)가 궤도를 그리면서 돌고 있습니다.

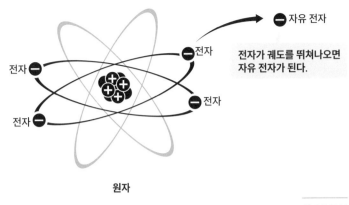

자유 전자

전자가 궤도를 뛰쳐나오면 자유 전자가 된다.

전자

전자

전자

전자

원자

원자의 구성

　원자핵인 양성자와 중성자는 전자보다 1,800배 정도 무거우며 핵(核) 속에 갇혀 있으므로 쉽게 이동할 수 없지만, 핵 바깥쪽에서 궤도를 그리면서 돌고 있는 전자는 어떤 외부의 힘(열, 빛, 전기적인 영향)에 의해 다른 곳으로 쉽게 이동하는 성질이 있습니다. 이렇게 자유롭게 이동하는 전자를 '자유 전자(自由電子)'라고 합니다.

　금속 원자가 모여 금·은·구리와 같은 금속이 되면 원자 사이의 상호작용에 의해 각 원자의 가장 바깥쪽에 있는 전자가 해방돼 금속 내부를 자유롭게 돌아다니는 자유 전자가 됩니다. 금·은·구리처럼 전기가 잘 통하는 금속이 전기나 열을 쉽게 전달하는 이유는 자유 전자가 빠른 속도로 이동하며 에너지를 운반하기 때문입니다.

I. 자유 전자와 음이온

지구는 거대한 배터리이므로 마이너스(-) 전하를 띤 자유 전자가 무한대로 저장돼 있습니다. 플러스(+) 전하를 띤 사람이 맨발로 땅과 접촉하는 순간, 몸속에 쌓여 있는 정전기를 흡수해 중화시키며 자유 전자가 사람에게로 천천히 이동해 건강에 도움을 주는 역할을 합니다.

　일반적으로 전기는 플러스 쪽인 양극(陽極)에서 마이너스 쪽인 음극(陰極)으로 흐른다고 알려졌지만, 마이너스(-) 전하를 띤 자유 전자는 음극(-) 쪽에서 양극(+) 쪽으로 흐릅니다. 컵에 담긴 물에 빨대를 대고 빨아들이면 물이 입안으로 옮겨가듯이 자유 전자도 한쪽으로 이동합니다. 이러한 원리에 따라 지구의 자유 전자가 플러스(+) 전하를 띤 사람에게로 쉽게 이동하는 것입니다.

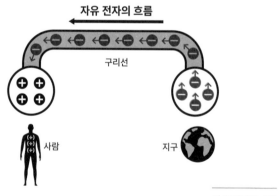

자유 전자의 흐름

자유 전자가 이동하는 과정에서 마이너스(-) 전하를 띤 자유 전자끼리는 서로 반발하며 밀어내는 성질이 있으므로, 거리가 아무리 멀어도 중력을 거슬러 높은 곳으로도 이동합니다. 이는 자석의 같은 극끼리 만나면 달라붙지 않고 서로 밀어내는 것과 같은 이치입니다.

인체는 전기가 잘 통하는 전도체(傳導體)이자 전자의 흐름을 방해하는 저항기(抵抗器) 역할을 하므로 전기는 잘 통하지만, 자유 전자의 흐름이 매우 느리기 때문에 적어도 30분~1시간 이상 땅과 접촉해야 효과가 나타나기 시작합니다. 따라서 염증이나 상처가 난 곳을 빨리 치유하고 싶다면 염증과 상처 주변에 어싱 밴드나 전극 패치를 부착하는 것이 좋습니다.

02

음이온

나무가 많은 공원이나 숲, 폭포, 바닷가에는 음이온이 많고, 사람이 집단으로 거주하는 도심지에는 양이온이 많습니다. 이러한 양이온과 음이온의 차이는 무엇이며, 인간에게 어떤 영향을 미치는지 아는 것은 건강을 유지하는 데 매우 중요합니다.

우주에는 플러스(+) 전하를 띤 양이온(陽Ion)과 마이너스(-) 전하를 띤 음이온(陰Ion)이 존재합니다. 공기 중의 어떤 입자에서 마이너스 전하를 띤 전자가 하나라도 이탈해 플러스(+) 전하를 띤 양성자가 많아지면 양이온이 되는 반면, 공기 중의 산소나 탄소이온에 마이너스(-) 전하를 띤 전자가 하나라도 더 많아지면 음이온이 됩니다.

공기 중의 음이온과 양이온의 비율이 1900년대 초에는 120:100으로 음이온이 20% 많았지만, 2000년대에 이르러 음이온이 100, 양이온이 120이 돼 음이온이 줄고 양이온이 20% 더 많아져 공기의 질이 매우 나빠졌습니다. 저기압의 영향을 받거나 오염된 공기로 양이온이 쉽게 증가하면 인체 내의 음이온이 감소하고 양이온이 증가하기 때문에 천식, 신경통, 뇌졸중 등을 일으킨다는 보고도 있습니다. 이러한 이유 때문에 양이온은 '피로 이온'으로도 알려져 있습니다. 바닷가, 숲, 폭포, 계곡에서의 활동이 질병 치유에 도움이 되는 이유는 공기 중에 음이온이 많이 포함돼 있기 때문입니다.

다음의 그림처럼 음이온인 자유 전자가 인체에 다량 흡수되면 산성 쪽으로 기울어지는 혈액을 약한 알칼리성으로 변화시켜 100조 개나 되는 인체 세포의 신진대사를 촉진하고 활력을 증진

하며 혈액순환, 피로 회복, 신경 안정, 식욕 증진 등의 효과가 나타납니다. 이러한 이유 때문에 음이온은 '건강 이온', '공기의 비타민', '21세기의 비밀 에너지'라고 불리고 있습니다.

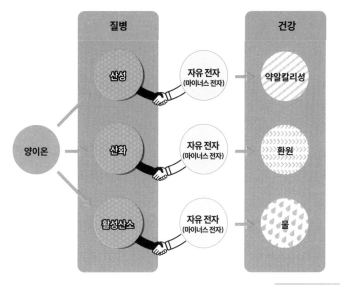

자유 전자의 역할

공기 중의 이온은 인간의 눈에 보이지 않는 매우 작은 물질이므로 일반 현미경으로는 관찰할 수 없지만, 이온들이 많이 모여 집단을 이루면 결정체가 돼 인간의 눈으로 볼 수 있는 물체가 되기도 하는데, 가장 좋은 사례로는 '소금'이 있습니다. 소금(Nacl)은

I. 자유 전자와 음이온

나트륨(Na^+)과 염소(Cl^-)가 4:6의 비율로 형성된 결정체입니다. '나트륨'은 플러스(+) 전하를 띤 양이온, '염소(鹽素)'는 마이너스(-) 전하를 띤 음이온인데, 양이온과 음이온이 달라붙어 결정체 소금이 된 것입니다.

03

음이온과 마이너스 전자의 역할

산과 바닷가의 신선한 공기와 땅에 무한대로 존재하는 마이너스 전하를 띤 음이온과 자유 전자는 우리의 건강을 지켜 주는 파수꾼 역할을 합니다.

공기 중의 마이너스 전하를 띤 음이온이든 땅의 마이너스 전자이든 다량으로 몸에 흡수되면 다음과 같은 효과가 나타납니다.

활성산소 중화 작용

활성산소는 독성이 강한 물질로, 외부로부터의 바이러스·세균·곰팡이균 등이 침입했을 때 이들을 물리치는 역할을 합니다. 신체의 균형이 무너져 면역력이 지나치게 약해지고 활성산소가 과잉 생산되면 동맥경화, 당뇨병, 간 기능 장애, 류머티즘 관절염, 아토피성 피부염 등 온갖 질병을 일으킵니다. 이러한 독성 물질인 활성산소도 마이너스 전자와 만나면 순화되거나 물이 돼 몸 밖으로 배출됩니다.

혈전 예방 작용

정전기, 전자파, 산성 식품, 스트레스, 물 부족 등으로 적혈구끼리 뭉쳐 혈전(血栓), 즉 피떡이 생기면 71쪽의 그림처럼 모세혈관을 통과하지 못해 각종 장기와 세포에 영양소를 공급하지 못하는 사태가 발생합니다. 하지만 혈액에 다량의 마이너스 전자를 공급하면 72쪽의 그림처럼 적혈구의 표면이 마이너스(-) 전하를 띠게 돼 서로 밀어내며 달라붙지 않고 낱개의 포도알처럼 뿔뿔이 흩어져 모세혈관을 쉽게 통과합니다. 따라서 혈액순환이 잘돼 손발이 따뜻해지고 세포에 영양 공급이 원활해져 질병이 치유되는 쪽으로 진행됩니다.

혈액 정화 작용

사람의 몸은 혈액이 수소 이온 농도(pH) 7.35~7.45의 약한 알칼

I. 자유 전자와 음이온

리성 상태로 지속돼야 신체의 모든 장기가 원활하게 작동해 건강을 유지할 수 있도록 설계돼 있습니다. 하지만 가공 식품·산성 식품·무염식·저염식 위주의 식생활, 불규칙한 생활, 스트레스, 치료약, 방사선 촬영·치료, 공기 오염 등으로 혈액이 산성 쪽으로 기울면 온갖 질병이 발생하기 시작합니다.

이처럼 다양한 원인으로 산성화된 혈액을 땅에서 흡수한 마이너스 전자가 알칼리성으로 환원시켜 각종 질병을 예방·치유하는 역할을 합니다. 특히, 전자파에 의해 무너진 칼슘 균형이 회복돼 골다공증이 개선됐다는 보고는 의학의 새로운 지평을 열었다고 할 수 있습니다.

자율신경 조절 작용

회사에 입사한 지 1년도 안 돼 직장을 그만둔 사람들에게 이유를 물어보면 대부분 극심한 스트레스 때문이라고 대답합니다. '살인마(殺人魔)'라고 불릴 만큼 우리의 건강을 해치는 스트레스는 교감신경(긴장 모드 신경)과 부교감신경(휴식 모드 신경)의 균형을 무너뜨립니다. 교감신경이 사람을 지배하면 소화불량, 편두통, 불면증, 어깨결림, 허리 통증, 만성 피로, 수족냉증 등과 같은 증상이 나타납니다.

교감신경이 사람을 지배한다는 것은 부교감신경에 필요한 마이너스 전자가 부족해 균형이 무너졌다는 증거입니다. 바닷가 모래사장이나 촉촉한 땅을 맨발로 걸으면서 신체 활동에 충분한 양의 마이너스 전자를 공급받으면 금세 자율신경 균형이 회복돼 불면증, 편두통, 만성 피로 증후군에서 해방되는 경험을 할 수 있습니다.

정신 안정 작용

마이너스(-) 전하를 띤 음이온 전자는 부교감신경에 작용해 마음의 안정과 행복감을 증폭시키는 베타 엔도르핀 호르몬 분비를 활성화하는 역할을 합니다. 뇌에서 분비되는 엔도르핀은 '행복 호르몬'이라고도 불리며, 항암제 역할을 하는 내추럴 킬러 세포(Natural Killer Cell)를 강화하는 힘도 있습니다. 맨발걷기를 오래 했더니 말기 암이 치유됐다고 하는 것은 항암제 역할의 내추럴 킬러 세포가 대폭 증가했다는 증거입니다.

천연 항암제로 알려져 있는 내추럴 킬러 세포는 스트레스에 매우 약하기 때문에 스트레스를 받았다면 평소보다 더 열심히 맨발로 걸어야 합니다.

면역력 향상 작용

"사람 목숨의 90%는 장 건강에 달려 있다"라는 말이 있습니다. 소장(小腸)과 대장(大腸)은 단순히 음식물 찌꺼기가 통과하는 장소일 뿐 아니라 각종 영양소를 분해·흡수하고 일정한 비타민을 생산하는 제약회사의 역할을 합니다.

면역 세포의 60~70%가 집중적으로 몰려 있는 장(腸)은 영양소를 분해해 잘 흡수하도록 돕는 유산균과 비피두스균의 서식처입니다. 유익균(有益菌)이 많을수록 비타민 B군, 즉 B_1, B_2, B_3, B_5, B_6, B_7, B_9, B_{12}와 비타민 K를 인체 내에서 쉽게 생성할 수 있습니다. 이처럼 유익한 역할을 하는 세균들이 더욱 열심히 일하도록 도와주는 에너지가 바로 '마이너스 전자'입니다.

폐 기능 강화 작용

우리 주변에는 유독 자주 감기나 독감에 걸리고, 폐렴으로 고생하는 사람들이 있습니다. 폐렴은 면역력이 최하위일 때 바이러스나 세균 때문에 발생하는 증상으로, 이산화탄소 배출과 산소 흡입 능력이 현저히 저하돼 숨쉬기조차 힘들어지게 됩니다. 마이너스 전자가 폐 기능을 향상시켜 탄산가스 배출과 산소 교환을 촉진해 혈액 산소 포화도를 높이면 폐렴도 빨리 회복됩니다. 마이너스 전자로 폐와 장 기능이 회복되면 설사나 변비가 개선되며 식욕이 왕성해집니다. 또한 56쪽의 사례처럼 폐 기능과 관련된 코로나19 증상과 백신 후유증도 개선됐다는 것은 흙이야말로 참 중요한 존재라는 것을 알 수 있습니다.

진통 작용

날씨가 춥거나 비 오는 날에는 류머티즘 관절염으로 손가락과 무릎 통증을 호소하는 사람이 많은데, 대부분은 진통제에 의존합니다. 진통제를 복용하면 구토, 구역질, 변비, 졸림, 호흡 횟수가 느려지는 등 다양한 부작용이 나타납니다. 목욕을 하면 통증이 일시적으로 완화되기는 하지만, 지속적인 효과를 보기 위해서는 맨발로 촉촉한 땅을 밟거나 집안에서 땅과 접촉할 수 있는 시설을 갖추고 24시간 동안 마이너스 전자를 흡수하는 것이 좋습니다. 또한 충분한 양의 물과 적당량의 소금을 섭취하면 놀라울 정도의 진통 효과가 나타나며 증상이 치유되는 것을 경험할 수 있습니다.

효소 활성화 작용

인체에 마이너스 전자가 충분히 공급되면 세포 내부에서 각종 영양소를 분해·합성하는 효소가 더욱 활성화됩니다. 효소 활성화로 신진대사가 활발해지면 약해진 세포가 새롭게 재생되는 쪽으로 방향 전환을 하므로 질병이 치유되는 효과가 나타납니다.

노폐물 배출 작용

인체의 최소 단위인 세포도 일종의 생물체이므로 노폐물, 즉 쓰레기가 발생합니다. 쓰레기가 배출되지 않고 세포 내부에 쌓이면 독소가 발생해 유전자 정보가 담긴 DNA가 손상을 입고 세포막에도 염증이 발생해 노화가 빨리 진행됩니다. 땅에서 흡수한 마이너스 전자가 세포 내부에 공급되면 손상된 DNA 및 세포가 회복됩니다. 특히, 간의 요소 합성 기능이 향상되므로 콩팥의 여과 기능도 개선돼 노폐물이 신속하게 배출되는 효과가 있습니다. 콩팥 기능 부전으로 투석을 하고 있다면 맨발걷기 시간을 서서히 늘려 나가는 것도 좋은 방법입니다.

생로병사의 열쇠, 활성산소

모든 인류가 염원하는 것은 무병장수일 것입니다. 이러한 소망을 이루고자 최근 수많은 과학자가 노화의 원인을 연구하면서 가장 설득력 있게 발표한 학설의 주인공은 '활성산소'입니다. '활성산소'란 무엇이고 자유 전자와 어떤 관련이 있는지를 알게 되면 맨발걷기가 더욱 즐거워집니다.

01

노화에 관한 학설

지구상의 모든 인류는 남녀노소를 불문하고 젊은 시절의 에너지가 넘치는 활기찬 모습과 팽팽한 피부를 유지하고 튼튼한 치아로 맛있는 음식을 먹으며 인생을 즐기면서 평화롭게 영원히 살고 싶어 합니다. 이러한 삶을 영원히 누리고 싶어 한 대표적인 인물로는 중국의 만리장성을 쌓은 진시황제가 있습니다.

진시황제는 47세 때 불로초를 구하기 위해 수많은 보물과 10대 남녀 3,000명을 배에 실어 파견했지만, 그들은 돌아오지 않았고 결국 50세에 사망했습니다.

영원히 살고 싶은 마음은 진시황제만의 바람은 아닐 것입니다. 이러한 바람이 언제쯤 이뤄질 수 있을지 모두가 기대하고 있는 가운데, 21세기의 수많은 과학자가 '왜 인간은 늙고 병들어 죽는 것일까?'라는 질문에 대한 해답을 얻기 위해 첨단 과학을 동원해 규명하려고 노력하고 있습니다. 하지만 아직까지 명확한 답은 얻지 못하고 '노화는 숙명적인 것으로, 나이를 먹으면 필연적으로 수반되는 결과'라고만 발표했습니다. 노화에 관한 다양한 학설을 정리하면 다음과 같습니다.

● **노화에 관한 다양한 학설**

구분	해설
생물 시계설	모든 생물은 태어나면서부터 성장, 노화, 죽음의 과정이 프로그래밍이 돼 있다.
내분비설	100여 종의 각종 호르몬 분비는 사람이 나이를 먹음에 따라 감소한다.
면역력 저하설	질병에 대한 면역력이 저하되면 쉽게 병에 걸려 죽는다.

구분		해설
DNA설	세포 수명설	각각의 세포에는 수명이 정해져 있고, 그 세포 집단인 인체에도 수명이 있다.
	DNA 에러설	DNA가 유전 정보를 전달할 때 에러가 발생하지만, 시간의 흐름에 따라 수복·복구 능력이 저하된다.
	유전적 프로그래밍설	DNA 자체에 유전적으로 성장과 노화 프로그램이 입력돼 있다.
활성산소설		사람을 비롯한 모든 동물이 에너지를 생산할 때 과잉 생성되는 활성산소가 노화의 원인 물질이다.

'생물 시계설'은 생물은 태어날 때부터 노화 프로그램을 갖고 있다고 주장하는 학설입니다. 이는 인간이 신생아로 태어나 유아기 → 청소년기 → 장년기 → 노년기를 거쳐 사망에 이르는 것은 개인에 따라 다소 차이는 있겠지만 동일한 노화 프로그램에 따라 일생을 마친다는 것입니다. 하지만 이러한 개념은 내분비, 체내 효소, 생화학과 같은 복잡한 요인이 얽혀 있어 결정적인 결론에 이르지 못했습니다.

'내분비설'은 호르몬 분비와 관련된 학설로, 갑상선, 뇌하수체, 부신피질, 시상하부 등에서 100여 종의 호르몬이 분비되고 있는데 나이가 들면서 분비량이 감소한다는 것으로, 자세한 이유는 밝혀지지 않았습니다.

'면역력 저하설'은 모든 질병은 면역력 저하가 원인이라고 주장하는 학설로, 왜 면역력 저하가 발생하는지 명확한 해답을 제시하지 못했습니다.

'세포 수명설'은 세포를 여러 세대에 걸쳐 배양했을 때 어떤 특정 세대에 이르면 배양되지 않는 현상이 나타나는데, 이를 근거로 인간의 수명도 정해져 있다고 주장하는 학설입니다.

'DNA 에러설'과 '유전적 프로그래밍설'은 노화 프로그램이 유전자 정보를 관장하는 DNA 속에 입력돼 있다고 하는 학설입니다. 유전 정보는 DNA → RNA → 단백질 생성 순서로 전달되는데, DNA 정보가 RNA로 복사될 때 10만분의 1 비율로 에러가 발생해도 수리·복구하는 능력이 있지만, 이러한 기능이 나이를 먹으면서 저하되는 것이라고 주장합니다.

02

노화, 활성산소가 원인

노화에 대한 다양한 주장 중 가장 설득력이 있는 것으로 인정되는 학설은 '노화의 원인 물질은 활성산소이다'입니다. 활성산소는 왜 발생하며 지구에 존재하는 마이너스 전자와 어떻게 밀접한 관련이 있는지를 이해하면 24시간 땅과의 접촉이 우리의 생사를 좌우한다는 것을 알게 됩니다.

각종 질병은 세포와 조직의 노화로 발생하지만, 그 원인은 몸속에서 생성되는 강력한 산화력을 가진 활성산소입니다. 활성산소를 가장 쉽게 이해하기 위한 예로는 '사과'와 '쇠붙이'가 있습니다. 껍질을 깎은 사과를 공기 중에 노출시키면 금세 갈색으로 변색되고, 물 묻은 쇠붙이를 방치해 두면 녹이 슬어 버립니다. 이는 공기 중의 산소(酸素)로 산화(酸化)된 결과인데, 필요 이상으로 과잉 생성된 활성산소는 이보다 더욱 강력한 산화력(酸化力)이 있어서 몸속의 지방과 단백질을 산화·변질시켜 우리의 건강을 위협하고 있습니다.

그렇다면 몸속의 활성산소는 어떻게 생성되는 것일까요? 사람은 공기 중의 산소를 흡입해 에너지를 만들어 생명을 유지하고 있는데, 호흡으로 흡입된 산소의 약 2~3%가 활성산소로 바뀝니다.

활성산소는 몸속으로 침입한 각종 병원균을 물리쳐 우리의 생명을 보호하는 역할을 합니다. 활성산소가 없으면 우리 몸은 순식간에 병원균에게 침범당해 목숨을 잃고 마는데, 인간과 동물은 이러한 사태를 방지하기 위해 몸속에 활성산소를 만들어 내는 시스템을 갖추고 있습니다. 활성산소는 몸을 보호하기 위해 끊임없이 생성되고 있지만, 평소 적정량이 생성되면 전혀 문제가 발생하지 않습니다.

Ⅱ. 생로병사의 열쇠, 활성산소

인체의 균형이 무너지고 활성산소가 과잉 생성되면 노화와 질병을 일으키는 해로운 역할을 하게 됩니다. 이러한 유해성(有害性) 때문에 활성산소(活性酸素)를 '독성산소(毒性酸素)'라고 부르기도 합니다.

생명 활동을 유지하기 위해서는 일정량의 활성산소가 필요하지만, 가공 식품과 산성 식품 위주의 식생활은 필요 이상의 활성산소를 몸속에서 만들어 내고, 엎친 데 덮친 격으로 주변 환경이 활성산소를 더욱 많이 생성되도록 부추기고 있습니다.

지구상의 모든 동물이 입으로 흡입하는 산소를 전문 용어로 '삼중항산소(三重項酸素)'라고 하는데, 산소의 구조를 그림으로 나타내면 다음과 같습니다.

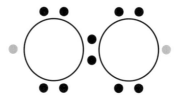

삼중항산소 구조

삼중항산소는 동물이 호흡할 때 흡입하는 공기 중의 물질로, 산소 원자 2개로 구성된 안정된 모습을 띠고 있습니다. 양쪽에 외톨이 전자가 1개씩 멀리 떨어져 있지만, 이들끼리 서로 짝을 이루므로 안정돼 있다고 할 수 있지만, 환경의 영향으로 언제든지 한쪽에 이상이 생겨 활성산소로 변형될 수 있는 약점이 있습니다.

삼중항산소가 환경의 영향을 받아 변형된 대표적인 활성산소는 다음과 같습니다.

❶ 슈퍼옥사이드(Superoxide)
❷ 일중항산소(一重項酸素)
❸ 과산화수소(過酸化水素)
❹ 하이드록시 라디칼(Hydroxy Radical)

❶ '슈퍼옥사이드'는 활성산소 중 가장 흔한 물질로, 삼중항산소의 왼쪽에 전자 1개가 추가로 달라붙어 2개로 짝을 이루고 있는 반면, 오른쪽은 여전히 전자가 1개뿐인 외톨이 상태로 균형이 무너져 불안정한 모습을 하고 있습니다.

다음 그림의 왼쪽 전자는 짝을 이루고 있는 상태지만, 오른쪽 전자는 외톨이 신세가 된 상태입니다. 이 외톨이 전자도 다른 곳의 전자를 빼앗아 짝을 이루고자 하는 성질이 있으므로 매우 공격적입니다. 이러한 이유로 '불륜(不倫) 전자'라고 불리기도 합니다.

II. 생로병사의 열쇠, 활성산소

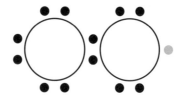

슈퍼옥사이드 구조

활성산소의 1차 공격 대상은 몸속에 침입한 바이러스·세균·곰팡이균이지만, 활성산소가 지나치게 많이 생성되면 세포를 보호하는 세포막의 지질(脂質, 기름 성분)을 공격합니다.

❷ '일중항산소'는 자외선(紫外線)에 의해 생성되며 화창한 날 햇볕에 말리는 이불의 세균을 죽일 정도로 독성이 강합니다. 인간의 피부도 강렬한 햇볕을 받으면 피하 조직에서 생성돼 피부암을 비롯한 각종 피부 질환을 일으키므로 뜨거운 여름철에는 태양에 30분 이상 노출하지 않도록 유의해야 합니다.

일중항산소의 형태는 ❶ 슈퍼옥사이드 활성산소 오른쪽의 외톨이 전자가 없어진 구조이지만, 사실은 삼중항산소의 오른쪽 전자가 왼쪽으로 이동했기 때문에 오른쪽에는 빈 공간이 생겨 매우 불안정한 상태입니다. 자신의 구역을 벗어나 다른 구역으로 가버린 탓에 한쪽이 무방비 상태가 된 것입니다.

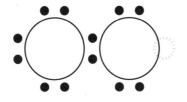

일중항산소 구조

　위 그림의 왼쪽과 오른쪽 전자는 2:0의 상태로, 불균형한 상태입니다. 이러한 상태를 개선하기 위해서는 오른쪽의 빈 공간을 채우기 위한 전자가 2개 더 필요하므로 매우 공격적인 성향을 띠게 됩니다.

　다음 그림의 ❸ '과산화수소'는 상처가 났을 때 소독약으로 쓰이는 살균제의 모습입니다.

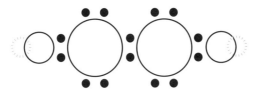

과산화수소 구조

　위 그림의 양쪽에 짝을 잃은 외톨이 전자는 없지만, 양쪽 모두

　II. 생로병사의 열쇠, 활성산소

빈 공간이기 때문에 다른 곳의 전자를 빼앗아 와서 이곳을 채워야 하므로 매우 공격적인 모습을 띕니다.

❹ '하이드록시 라디칼'은 ❸ 과산화수소가 정확하게 반토막 난 모습입니다.

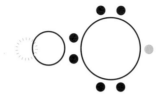

하이드록시 라디칼 구조

위 그림의 오른쪽은 전자가 1개 있는데 왼쪽은 없기 때문에 이곳을 채우기 위해서는 다른 곳의 전자를 빼앗아 와야 합니다. 따라서 매우 불안정하고 공격적인 성향을 띠고 있습니다.

이와 같은 활성산소들은 100만분의 1초라는 매우 짧은 시간만 존재했다가 사라지고, 사라졌다가 다시 생성되는 물질이므로 몸에 축적되지는 않지만, 다른 물질을 공격하는 포악한 성질이 있습니다.

앞서 언급한 활성산소는 화가 잔뜩 나 삼지창을 들고 있는 악

마와 같은 존재로 표현할 수 있습니다. 자신의 생활 공간을 모조리 파괴할 뿐 아니라 이웃집에 무단 침입해 남의 가정을 파괴하고 잇따라 연쇄 반응을 일으키는 흉악범이라고 할 수 있습니다.

이러한 활성산소에 파트너 역할을 하는 마이너스 전자를 공급하면 순식간에 얌전해져 폭력성은 사라집니다. 활성산소에 마이너스 전자를 공급하는 대표적인 물질이 몸속의 슈퍼옥사이드 디스뮤타제(Superoxide Dismutase) 효소로, 준말로는 'SOD'입니다. SOD는 몸속에서 활성산소가 과잉으로 발생하면 자신이 갖고 있는 마이너스 전자를 공급해 진정시킵니다. 이처럼 SOD는 세포가 산화되지 않게 예방해 주는 역할을 하므로 '항산화제(抗酸化劑)'라고도 불립니다.

항산화제 SOD가 제기능을 발휘하지 못하면 활성산소가 맨 먼저 공격하는 것은 산화되기 쉬운 불포화지방산입니다. 인체를 구성하는 기본 단위인 세포를 둘러싸 보호하고 있는 세포막은 지질(脂質, 기름)이 평균 70% 정도를 차지하는데, 치매와 관련 있는 뇌세포는 대부분 불포화지방산으로 형성돼 있어 활성산소의 공격을 받기 쉽습니다. 구멍 뚫린 벽돌 모양의 불포화지방산으로 구성된 뇌세포는 활성산소의 공격을 받으면 쉽게 망가지는 구조로 돼 있습니다.

예를 들어 세포막은 외부의 충격으로부터 집안을 보호하기 위해 수많은 벽돌로 높이 쌓아 올린 '담장'이라고 할 수 있습니다. 담장의 벽돌 중에는 총알이 통과할 수 없는 튼튼한 포화지방산 벽돌도 있지만, 총알이 쉽게 통과하도록 구멍이 난 불포화지방산 벽돌도 있습니다.

구멍이 난 벽돌 모양의 불포화지방산 오메가9은 총알이 통과할 수 있는 구멍이 1군데, 오메가6는 2군데, 오메가3는 3군데, 에이코사펜타엔산(EPA)은 5군데, 도코사헥사엔산(DHA)은 6군데가 있는 셈입니다. 뇌세포의 세포막은 대부분 구멍이 많이 뚫린 DHA로 구성돼 있어서 '활성산소'라는 총알이 쉽게 통과할 수 있습니다. 이러한 구조는 활성산소의 공격을 받으면 뇌세포가 쉽게 망가지기 때문에 활성산소가 많이 생성될수록 치매가 쉽게 발생하게 됩니다.

활성산소의 공격을 받아 과산화지질로 변질된 세포막은 서서히 너덜너덜해져 제기능을 발휘하지 못합니다. 마침내 활성산소가 기능이 상실된 무방비 상태의 세포막을 뚫고 세포 내부로 침입해 유전자 정보가 담긴 DNA까지 손상하면서 암을 비롯해 온갖 질병을 유발하는 것입니다.

포악해진 활성산소에 마이너스 전자를 공급하는 물질로는 SOD 외에 비타민과 미네랄이 있습니다. 대부분의 비타민은 불에 약해 쉽게 파괴되기 때문에 가능하면 날것으로 섭취해야 마이너스 전자를 제대로 공급할 수 있습니다. 비타민도 시간과 환경의 영향에 따라 변질되면서 파괴됩니다. 그러나 땅에 존재하는 마이너스 전자는 영원히 변하지 않으며 저장된 양도 무궁무진합니다. 맨땅은 24시간 무료로 개방돼 있으며, 남의 간섭을 받지 않고 언제든지 마이너스 전자를 무한대로 공급받을 수 있는 참으로 고마운 곳입니다.

다량의 활성산소가 발생하는 원인

방사선 촬영

병원에서는 질병의 원인을 규명하기 위해 엑스레이(X-Ray), CT, MRI 등의 방사선 촬영을 합니다. 이때의 방사선은 투과력이 강력하므로 직접 몸속 깊숙한 곳까지 침투해 강력한 활성산소를 발생시키면서 여러 장기에 손상을 주는 부정적인 측면도 있습니다.

인체는 60~70%가 물로 구성돼 있으므로 물에 방사선을 쪼이면 필연적으로 다량의 활성산소가 발생합니다. 방사선을 쪼이면 물 분자의 일부는 산소(O)와 수소(H)의 결합이 끊어지므로 그때까지 짝을 이루고 있던 2개의 전자는 억지로 분리돼 지극히 불안정해지고 다른 곳의 자유 전자를 빼앗아 안정시키기 위해서 포악한 성질의 활성산소로 변질됩니다.

암 환자가 방사선 치료를 받으면 기력 저하, 피부염, 가려움증, 탈모, 오심, 구토, 설사, 변비, 구강 건조 등의 부작용이 나타나는데, 이는 바로 방사선 조사(照射)로 세포의 핵인 DNA 이중 나선 구조가 절단돼 활성산소가 과잉으로 발생했다는 증거입니다.

가공 식품과 산성 식품

항산화제 SOD에 마이너스 전자를 공급하는 영양소는 미네랄과 각종 비타민입니다. 식품 공장에서 여러 가지 화학 물질을 첨가해 고열로 생산한 가공 식품과 산성 식품은 미네랄과 비타민이 부족할 뿐 아니라 플러스(+) 전하를 띤 산성 식품이므로 SOD에 마이너스 전자를 공급할 수 없습니다. 이러한 이유로 최신 21세기 홀리스틱 영양학에서는 가능하면 마이너스 전자가 풍부한 알칼리성 식품인 채소와 과일을 날것으로 많이 섭취할 것을 권하고 있습니다.

질병 치료 약

질병을 치유하는 모든 치료 약은 신체의 기능 일부를 억제하거나 중단시키는 역할을 하기 때문에 다량의 활성산소가 생성됩니다. 치료 약 중 활성산소를 가장 많이 발생시키는 약물은 '항암제' 입니다. 중증의 암 환자가 항암제 치료를 받으면 머리카락이 송두리째 빠지는데, 이는 항암제 때문에 활성산소가 과다 발생해 신체에 손상을 주고 있다는 증거입니다. 항암제뿐 아니라 호르몬제, 해열제, 소염제, 항생 물질을 비롯한 모든 화학 약품은 활성산소를 다량으로 발생시켜 소화기 계통은 물론, 간·콩팥을 비롯한 다른 장기에까지 부작용을 일으킵니다.

수돗물

강이나 호수의 물을 이용하는 수돗물에는 세균이 많기 때문에 이들을 살균하기 위해 '염소(鹽素)'라는 약제를 사용합니다. 염소가 물과 만나면 활성산소의 일종인 차아염소산(次亞鹽素酸)으로 변화됩니다. 이는 강력한 살균력이 있지만, 지방과 단백질도 산화시켜 버릴 정도의 독성도 있으며, 발암 물질인 트리할로메탄(Trihalomethanes)도 발생시켜 더 많은 활성산소가 생성되도록 합니다.

II. 생로병사의 열쇠, 활성산소

수돗물에 포함된 염소 성분은 비타민을 파괴하므로 과일과 채소를 수돗물에 오랜 시간 담가 두는 일은 삼가야 합니다.

공장·자동차의 배기가스

환경오염을 일으키는 가솔린 자동차 배기가스에는 이산화질소를 비롯해 다양한 유해 물질이 포함돼 있으며, 디젤차 배기가스에는 발암 물질인 벤츠피렌과 니트로피렌 외에 활성산소를 다량으로 발생시키는 물질이 포함돼 있습니다. 더욱이 공장 굴뚝에서 배출되는 매연에 포함된 환경오염 물질도 활성산소를 증가시킵니다.

앞서 언급한 물질들 외에도 우리 주변에는 활성산소를 발생시키는 요인들이 많습니다.

- ✓ **수면 부족**
- ✓ **과도한 스트레스**
- ✓ **과음, 과식, 과로**
- ✓ **격렬한 스포츠와 운동**
- ✓ **수돗물을 소독하는 염소**

- 각종 전자제품의 전자파
- 산화된 식용유로 조리한 음식
- 담배 연기와 다량의 알코올 섭취
- 병원의 방사선 조사(照射)와 촬영
- 바이러스·세균·자극에 따른 발열, 염증
- 농약·식품 첨가물 등의 화학 물질과 중금속
- 자동차 배기가스와 공장 굴뚝의 환경오염 물질
- 치료약(항암제, 호르몬제, 해열제, 소염제, 항생 물질 등)

활성산소는 앞서 언급한 요인 외에 건강을 해치는 식생활 및 불규칙한 생활로도 발생합니다. 포악한 활성산소를 순하게 만드는 마이너스 전자가 제대로 공급되지 않고 플러스 전자만 공급되면 활성산소는 더욱 포악해져 세포를 쉽게 망가뜨리기 때문에 온갖 질병을 일으키는 흉악범이 됩니다.

흉악범으로 변한 과잉의 활성산소를 순하게 만드는 마이너스 전자는 스트레스와 피로를 풀어 주는 천연 피로 회복제 역할 외에 암 예방과 치유를 돕는 천연 항암제, 염증을 가라앉히는 천연 소염제, 숙면을 취하게 하는 천연 수면제, 정신과 마음을 평온하게 하는 천연 신경안정제의 역할도 합니다. 혈액순환이 잘되게 하고 부작용이 발생하지 않는 만능 건강보조식품인 마이너스 전자가

II. 생로병사의 열쇠, 활성산소

우리 발밑의 땅에 무한대로 저장돼 있습니다.

발밑의 촉촉한 흙과 바닷가 모래사장을 맨발로 밟기만 하면 언제든지, 공짜로, 원하는 만큼 마이너스 전자를 무한대로 흡수해 활성산소를 없애 자신의 건강을 지킬 수 있습니다.

맨발걷기와 어싱에 관한 궁금증
Q&A

01

Q 맨발걷기를 위해 무엇부터 준비해야 하는가?

A 파상풍 예방 접종을 하고 물을 마시면서 해야 한다.

맨발걷기는 마음만 먹으면 언제든지 할 수 있지만, 면역력이 약하다고 생각되면 먼저 파상풍 예방 접종을 하는 것이 좋습니다. 또한 맨발걷기에는 물도 꼭 필요합니다. 천천히 걷든, 빨리 걷든 맨발걷기도 일종의 운동이므로 호흡을 통해 수분이 증발합니다. 목이 마르다는 것을 느낀 후에 물을 마시는 것보다는 목이 마르기 전에 수시로 조금씩 마셔야 피가 끈적끈적해져 발생하는 뇌졸중과 고혈압을 예방할 수 있고, 각종 질병을 유발하는 몸속의 노폐물인 쓰레기를 신속하게 배출할 수 있습니다. 충분한 양의 물을 마시는 것만으로도 질병의 90%를 예방할 수 있습니다.

Q 맨발걷기는 어린이에게도 효과적인가?

A 어린 자녀와 함께 걸으면 최고의 선물이 된다.

어릴 때부터 맨발로 흙길을 걸으면 첫째, 평발이 될 가능성이 줄어들고 둘째, 아토피성 피부염이 신속히 개선됩니다. 셋째, 발바닥의 신경과 연결된 뇌가 자극을 받아 두뇌 발달, 집중력 강화, 학교 성적의 향상은 물론 과잉행동발달장애(ADHD) 및 자폐증 예방과 치유에 도움이 됩니다. 따라서 맨발걷기는 부모가 자녀들에게 주는 최고의 선물입니다.

참고로 유현경 씨가 저술한 『자폐아는 특별한 재능이 있다』(2004, 들녘)라는 책에서는 아프리카에서 맨발로 생활하는 아이들에게는 자폐증이 발생하지 않는다는 내용이 수록돼 있습니다.

Q 맨발걷기는 몇 시간 정도가 적당한가?

A 처음은 30분 정도, 익숙해지면 1시간 이상이 좋다.

맨발걷기가 건강에 좋다는 말을 듣고 첫날부터 맨발로 2~3시간 걷다가 발목과 무릎 통증으로 중단하는 경우가 종종 있습니다. 평소 걷기 운동을 하지 않거나 운동화를 즐겨 신던 사람이 갑자기 신발과 양말을 벗고 딱딱한 땅이나 발이 푹푹 빠지는 진흙탕길 또는 바닷가 모래사장을 오랫동안 걸으면 발목 근육과 무릎 관절에 통증이 발생합니다. 이러한 부작용을 예방하기 위해서 처음 2~3일은 30분 정도, 4~5일째는 1시간, 1주일째부터는 1시간 30분과 같은 방법으로 점진적으로 운동량을 늘리는 것이 좋습니다. 맨발걷기가 익숙해지면 매일 최소한 1시간 이상은 걸어야 효과를 체험할 수 있습니다. 처음 시작할 때는 빠르게 많이 걷는 것보다 천천히 걷는 것이 좋습니다. 하지만 풀숲이나 잔디밭을 맨발로 걷거나 털썩 앉는 행위는 삼가야 합니다. 요즘은 외래종의 진드기가 전국에 걸쳐 널리 분포돼 있어 면역력이 약한 사람에게는 치명적이기 때문에 조심해야 합니다.

04

Q **무릎이나 허리가 아픈 사람은 어떻게 해야 하는가?**

A **캠핑의자나 간이의자에 앉아 맨발로 밟기만 해도 된다.**

무릎이나 허리가 아파서 제대로 걸을 수 없거나 휠체어에 의존해 생활하는 사람은 맨발걷기가 어렵습니다. 이러한 분들은 캠핑의자나 간이의자에 앉아 맨땅, 잔디밭, 바닷가의 모래 사장 등을 맨발로 밟고만 있어도 땅에서 올라오는 마이너스 전자를 흡수할 수 있습니다. 의자에 앉아 맨발로 땅을 밟자마자 기분이 상쾌해지고 머리가 맑아지며, 예민한 사람은 금세 발바닥이 화끈거리면서 몸속에 에너지가 충만해지는 것을 느낄 수 있습니다. 빠른 효과를 원한다면 맨땅에 물을 뿌려 촉촉하게 한 후 맨발로 밟는 것이 좋습니다.

05

Q 거동이 불편해 주로 침대에서 생활하는 사람은 어떻게 해야 하는가?

A 욕창 방지용 어싱 매트를 사용하면 된다.

맨발걷기가 건강에 아무리 좋다고 해도 걸을 수 없는 환경 속에서 살고 있는 분들도 있습니다. 건강상의 문제로 요양원이나 요양병원 등에서 침대 생활을 오래 하면 욕창(褥瘡)이 발생하는 경우가 많습니다. 몸을 제대로 움직이지 못하는 중환자는 욕창 방지용 침대나 매트를 사용한다고 해도 간병인의 도움을 받아 2시간마다 자세를 바꿔야 합니다. 이러한 경우 환자 본인은 물론 간병인도 많은 스트레스를 받는데, 이러한 분들이 땅과 연결된 어싱용 매트를 사용하면 욕창이 발생하지 않습니다.

Q 당뇨병 환자는 어떻게 해야 하는가?

A 부드러운 모래사장을 걷거나 바닷물에 발을 담그는 것이 좋다.

당뇨병은 과음·과식 → 비만 → 당뇨병 발병 순으로 진행되는 질환으로, 당뇨병에 걸리면 치매에 걸릴 확률이 4.6배나 높아집니다. 또한 발병 초기 남성에게는 발기부전, 여성에게는 생리불순이 나타나 삶의 질이 떨어집니다.

당뇨병 환자는 면역력이 약하기 때문에 발에 약간의 상처만 나도 좀처럼 아물지 않아 애를 먹습니다. 당뇨병 환자가 맨발걷기를 처음 시작할 때는 파상풍 예방 주사를 맞은 후에 바닷가의 부드러운 모래사장을 걷거나 바닷물에 발을 담그는 것이 좋습니다. 딱딱한 땅이라면 캠핑의자나 간이의자에 앉아 맨발로 땅을 밟고만 있어도 되고, 구멍 뚫린 맨발걷기용 양말을 신고 걷다가 발바닥이 두꺼워지고 면역력이 향상됐을 때 맨발로 걸어도 됩니다. 당뇨병은 과음·과식 및 체내 물 부족, 음식을 싱겁게 먹은 것 등으로 비롯된 질환이므로 충분한 양의 물과 적당량의 소금을 섭취하면서 어싱해야 빠른 효과를 기대할 수 있습니다.

07

Q 실내 어싱이 효과가 없는 경우가 있는가?

A 공기가 건조한 계절에는 어싱이 안 될 수 있다.

맨발걷기를 하지 않고 집이나 사무실에서 어싱을 해도 효과가 별로 없는 경우도 있습니다. 저는 공기가 건조한 계절인 봄·가을·겨울철에 손목이나 발목에 부착하는 어싱 밴드가 조금만 헐거워져도, 구리로 된 어싱용 동판이나 동망 패드에 맨발을 얹어도, 컴퓨터 마우스용 어싱 패드에 손을 얹어도 어싱이 되지 않은 경우를 여러 번 경험했습니다. 몸에 수분이 부족해 피부가 지나치게 건조해도 어싱이 제대로 되지 않으므로 가끔 테스트기로 확인해 보는 것이 좋습니다.

또한 신체적 장애가 없는 사람이라도 겨울철의 찬 바람이 강하게 부는 날이나 여름철의 폭우가 쏟아지는 날에는 맨발걷기를 하고 싶어도 할 수가 없습니다. 이럴 때는 실내에서 어싱을 하는 것이 효과적입니다.

Q 맨발걷기와 실내 어싱의 차이는 무엇인가?

A 맨발걷기는 땅과의 직접 접촉, 실내 어싱은 간접 접촉이다.

'맨발걷기'는 양말과 신발을 벗고 직접 땅을 밟는 방법, '실내 어싱'은 간접적으로 땅과 접촉하는 방법입니다.

야외에서 맨발걷기를 하면 비용이 들지 않고, 동호회 회원들과 함께하면 자연스럽게 많은 사람을 만날 수 있어서 좋습니다. 기분 좋은 햇살을 통해 비타민 D가 생성되고, 나무가 무성한 숲에서는 새 울음소리와 함께 음이온과 피톤치드가 뿜어져 나오고, 길가에는 풀과 꽃향기가 바람에 날립니다. 자연이 주는 이 모든 최고의 선물들이 복합적으로 어우러져 우리의 몸과 마음을 치유하는 최대의 효과를 발휘합니다.

부득이한 사정으로 실내에서 어싱을 해야 한다면 2002년 이전에 지은 건물은 외부의 땅에 구리봉을 박고 전깃줄을 통해 실내의 침대나 어싱 제품에 연결해야 합니다. 2002년 이후에 지어진 건물은 접지 시설이 의무적으로 갖춰져 있으므로 전기 콘센트에 어싱용 플러그(코드)를 꽂아 땅에 존재하는 마이너스 전자(자유 전자)를 간접적으로 몸으로 흡수하면 됩니다. 단, 어싱이 제대로 되는지 테스트기로 확인하는 것이 좋습니다.

야외에서 맨발로 걷든, 실내에서 어싱을 하든 땅에 저장된 자유 전자를 흡수하는 것은 동일하지만, 맨발걷기와 실내 어싱에는 다음과 같은 차이점이 있습니다.

● **맨발걷기와 실내 어싱의 차이점**

	땅을 맨발로 걸을 때	실내에서 어싱만 할 때
땅과의 접촉 여부	직접 접촉	간접 접촉
지압 효과	O	×
하체 단련	O	×
신선한 공기	O	×
폐활량 확장	O	×
다이어트 효과	O	×
자연 경치 감상	O	×
새소리·바람소리 청취	O	×
햇볕으로 비타민 D 생성	O	×
발가락·발톱의 무좀	쉽게 사라진다	좀처럼 사라지지 않는다
발바닥·발뒤꿈치의 각질	쉽게 사라진다	좀처럼 사라지지 않는다
무지외반증과 소지내반증	맨발로 걸으면 교정된다	전혀 도움이 되지 않는다

위 표를 보면 땅을 맨발로 걷는 것의 이점이 실내 어싱보다 훨

씬 많다는 점을 알 수 있습니다.

09

Q 어싱 제품을 사용할 때 주의해야 할 점은 무엇인가?

A 역류 현상이 발생하지 않게 저항이 있는 플러그를 사용한다.

오늘날 대부분의 가정에는 냉장고, 세탁기, 진공청소기, 공기청정기, 전자레인지, 식기세척기, 컴퓨터 등이 있고, 다세대 아파트나 대형 건물에는 엘리베이터가 운행되고 있습니다. 이처럼 우리의 주거 환경은 전기와 떼려야 뗄 수 없는 관계가 됐습니다. 이에 따라 편리한 점도 있지만, 우리의 건강을 해치는 환경이 되기도 해 양날의 칼이 되고 말았습니다.

실내에서 어싱 제품을 사용하려면 전기에 관한 약간의 지식이 필요합니다. 다세대 주택의 전기로 작동하는 각종 전자제품이 노후화되면 유도 전류, 고조파, 전자파 등이 발생해 건물의 접지선을 타고 집안으로 흘러들어오는 역류 현상이 발생할 수 있습니다. 이러한 현상을 방지하기 위해서는 어싱 제품과 연결해 사용하는 전깃줄이나 플러그(코드)에 저항(抵抗)이 부착돼 있어야 합니다. 개인 주택이든, 다세대 주택이든 전자제품을 많이 사용하는 환경에서 저항이 부착되지 않은 플러그나 전깃줄에 어싱 제품을 연결해 사용하면 오히려 건강을 해칠 수 있으므로 제품을 구입할 때 반드시 확인해야 합니다. 좀 더 자세한 내용은 136쪽을 참조하시기 바랍니다.

좀 더 자세한 내용은 136쪽을 참조하시기 바랍니다.

10

Q 맨발걷기로 최대 효과를 올리려면 어떻게 해야 하는가?

A 가공 식품과 산성 식품을 피하고 물을 많이 마셔야 한다.

질병은 여러 가지 요인이 복합적으로 작용해 발생하므로 맨발걷기만으로 효과를 보려고 해서는 안 됩니다. 맨발걷기는 만병통치약이 아니므로 맨발걷기로 최대의 효과를 올리기 위해서는 첫째, 식품 공장에서 생산한 가공 식품·인스턴트 식품·산성 식품 위주의 식생활을 피하고 되도록 집밥 위주의 식생활과 규칙적인 생활을 해야 합니다. 둘째, 신체의 60~70%를 차지하는 물은 정수기 물 대신 미네랄이 풍부하고 수소이온농도(pH)가 7.4~7.5인 알칼리성 생수를 마셔야 합니다. 콜라, 사이다, 주스, 막걸리, 맥주, 카페인이 함유된 음료 등의 산성 음료는 인체에 필요한 수분이 아닙니다.

물이 부족해 몸이 산성 체질로 바뀌면 유전자 정보가 저장돼 있는 DNA가 변형되거나 손상되고, 히스타민이 과잉 분비돼 몸 곳곳에 염증이 발생합니다. 염증은 만병의 근원이므로 이를 예방하기 위해서는 맨발걷기에만 의존하지 말고 충분한 양의 물과 적당량의 소금을 섭취해야 합니다.

봄·가을·겨울철에는 끓이지 않은 약간 따뜻한 물, 무더운 여름철에는 미지근한 물이나 상온의 물을 마시는 것이 좋습니다. 땀을 흘렸다고 해서 냉장고에 보관된 섭씨 4도의 차가운 물이나 음료를 마시면 위장을 비롯한 소화기 계통에 많을 부담을 줘 건강을 해치게 됩니다.

목이 마르지 않아도 물을 규칙적으로 마시면 질병의 90% 정도를 예방할 수 있습니다. 규칙적인 물 마시기를 시작할 경우, 처음 2~3일 동안은 230~250㎖의 물컵으로 일어나자마자 1잔, 식사 30분 전에 1잔, 식후 1잔, 식간에 1잔을 마시면서 신체의 반응을 살핍니다. 이상이 없으면 본격적으로 아침에 일어나자마자 2잔, 식전 2잔, 식후 1잔, 식간에 1잔을 마시되, 땀을 흘리는 여름철에는 상황에 따라 수시로 마시는 것이 좋습니다. 비만, 당뇨, 치매를 비롯한 각종 질병을 치유할 때는 일어나자마자 3잔, 식전 2잔, 식후 1잔, 식간에 2잔을 마시면서 맨발걷기를 꾸준히 하는 것이 좋습니다.

　물을 마실 때는 정수기 물이 아닌 생수에 약간의 천일염이나 죽염을 자신의 입맛에 맞게 타서 마셔야 목으로 술술 넘어갑니다. 염분이 없는 물은 목에 걸려 쉽게 넘어가지도 않으며, 억지로 마신다 해도 몸에 필요한 수분이 아니기 때문에 거부 반응이 나타나 화장실에 자주 가게 됩니다. 밤에 누가 업어 가도 모를 정도로 숙면을 취하고 싶으면 소금을 탄 물을 마시면서 맨발로 걸을 것을 강력히 권합니다.

　인체는 물이 부족하면 노화가 빠른 속도로 진행돼 온갖 질병이 발생한다는 것을 기억하고 규칙적으로 물을 마시면서 맨발걷기를 꾸준히 하면 청소년은 집중력과 기억력이 향상되고 학교 폭력이 감소해 학교생활이 즐거워집니다. 또한 성인은 99세까지 88(팔팔)하게 웃으면서 비만·당뇨·치매를 비롯해 각종 질병 걱정 없이 무병장수(無病長壽)할 수 있습니다. 노년에 이보다 더 좋은 행복은 없다고 생각합니다.

맨발로 걷기에 좋은 해수욕장

    2023년 5월 해양수산부가 인증한 해수욕장의 기준은 수심 1.5m 이하, 모래사장의 길이 100m, 폭 20m 이상이며, 화장실·탈의실·샤워실과 같은 편의시설이 갖춰져 있어야 합니다. 이러한 조건이 충족된 해수욕장은 강원도에 94개소, 경상남도 27개소, 경상북도 25개소, 부산시 7개소, 울산시 2개소, 인천시 11개소, 전라남도 58개소, 전라북도 8개소, 제주도 12개소, 충청남도 33개소로 전국에 277개소가 있습니다.

    바닷가의 아름다운 경치를 감상하면서 맨발로 걸을 수 있는 가장 긴(14km) '맨발 산책로'는 전라남도 신안군 지도읍에 있습니다. 1단계 구간 3.4km는 2023년 가을에 오픈하며 나머지는 3단계로 나눠 공사해 2026년에 완공 예정입니다.

    '같은 값이면 다홍치마'라는 말처럼 수영도 하고 맨발걷기도 할 수 있는 해수욕장 중에서 모래사장 길이가 제일 긴 곳은 전라남도 신안군 대광해수욕장(12km), 폭이 가장 넓은 곳은 전라북도 고창군 구시포해수욕장(700m), 모래사장 면적이 가장 넓은 곳은 전라북도 고창군 동호해수욕장(1,800,000㎡, 약 55만 평)입니다.

국내 해수욕장 중에서 국제환경교육재단(FEE)의 100여 가지 까다로운 조건을 충족해 2023년 '친환경적이고 안전한 해수욕장'이라는 의미의 블루 플래그(Blue Flag) 인증을 받은 곳은 전라남도의 신안군 대광해수욕장, 완도군의 신지면 명사십리해수욕장, 보길도 예송해수욕장, 청산도 신흥해수욕장으로, 전라남도의 신안군 1개소, 완도군 3개소입니다.

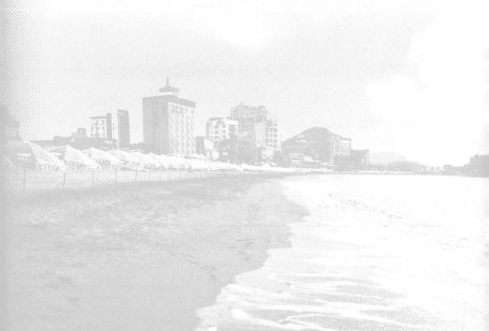

2023년 4월 말 해양수산부 홈페이지에 등록된 해수욕장을 광역 지방자치단체별로 정리하면 다음과 같습니다(가나다순).

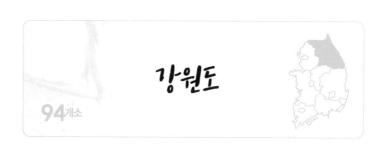

강원도

94개소

관리청	해수욕장명	길이(m)	폭(m)	백사장 면적(㎡)
	강문	360	45	16,200
	경포대	1,800	70	126,000
	금진	850	44	37,400
	남항진	350	47	16,450
	도직	330	56	18,480
	등명	490	54	26,460
강릉시	사근진	830	28	23,240
	사천	270	45	12,150
	사천진	760	51	38,760
	송정	270	46	12,420
	순긋	400	36	14,400
	안목	300	56	16,800
	안인	150	30	4,500

IV. 맨발로 걷기에 좋은 해수욕장

관리청	해수욕장명	길이(m)	폭(m)	백사장 면적(㎡)
강릉시	연곡	750	43	32,250
	염전	330	63	20,790
	영진	450	38	17,100
	옥계	530	140	74,200
	정동진	1,660	50	83,000
	주문진해변	1,369	59	80,771
	하평	340	36	12,240
고성군	가진진	345	69	23,805
	거진1리	245	21	5,225
	거진11리	830	22	17,834
	공현진1리	300	120	36,000
	공현진2리	405	44	17,820
	교암리	507	45	22,815
	대진1리	416	28	11,565
	대진5리	109	18	1,920
	마차진	246	25	6,138
	명파리	196	31	6,028
	문암진2리	302	62	18,724
	문암캠핑장	421	69	28,695
	반암리	438	100	43,800
	백도	450	68	30,600
	봉수대	598	17	10,166
	봉포리	465	77	35,805
	삼포	497	48	23,856

관리청	해수욕장명	길이(m)	폭(m)	백사장 면적(㎡)
고성군	삼포2리	540	64	34,560
	송지호	165	88	14,520
	송지호오토캠핑장	296	30	8,880
	아야진리	315	74	23,310
	자작도	380	55	20,900
	천진리	292	34	9,928
	청간리	795	26	20,988
	초도리	363	58	21,054
	켄싱턴리조트	654	158	103,267
	화진포	641	141	90,289
	화진포콘도	200	60	12,000
동해시	노봉	390	100	39,000
	대진	230	65	14,950
	망상	1,160	125	145,000
	망상리조트	720	40	28,800
	어달	300	20	6,000
	추암	360	50	18,000
삼척시	궁촌	400	40	16,000
	덕산	500	50	25,000
	맹방	740	80	59,200
	문암	300	30	9,000
	부남	200	30	6,000
	삼척	880	93	81,840
	상맹방	200	40	8,000

관리청	해수욕장명	길이(m)	폭(m)	백사장 면적(㎡)
삼척시	오분(간이)	200	20	4,000
	용화	500	50	25,000
	원평	300	30	9,000
	임원	150	15	2,250
	작은후진	150	20	3,000
	장호	300	40	12,000
	증산	200	40	8,000
	하맹방	400	50	20,000
	한재밑	400	40	16,000
속초시	등대	550	22	11,957
	속초	940	43	40,129
	외옹치	205	53	10,842
양양군	갯마을	310	30	9,300
	광진	573	45	25,785
	기사문	148	100	14,800
	낙산	1,833	76	139,308
	남애1	396	30	11,880
	남애3	504	77	38,808
	동산	374	30	11,220
	동산포	290	50	14,500
	동호	406	40	16,240
	물치	237	70	16,590
	북분	351	50	17,550
	설악	447	76	33,972

관리청	해수욕장명	길이(m)	폭(m)	백사장 면적(㎡)
	송전	537	60	32,220
	원포	288	50	14,400
	인구	262	68	17,816
	잔교	317	30	9,510
양양군	정암	360	40	14,400
	죽도	411	20	8,220
	중광정	310	40	12,400
	지경	506	50	25,300
	하조대	540	70	37,800

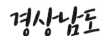 경상남도

27개소

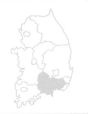

관리청	해수욕장명	길이(m)	폭(m)	백사장 면적(㎡)
	구영	178	22	3,916
	구조라	851	25	21,275
거제시	농소	806	44	35,464
	덕원	277	27	7,479
	덕포	446	22	9,812
	망치	493	18	8,874

Ⅳ. 맨발로 걷기에 좋은 해수욕장

관리청	해수욕장명	길이(m)	폭(m)	백사장 면적(㎡)
	명사	301	34	10,234
	물안	164	30	4,920
	사곡	221	58	12,818
	여차	163	34	5,542
	옥계	115	10	1,150
거제시	와현모래숲	382	51	19,482
	죽림	125	62	7,750
	학동흑진주몽돌	1,022	44	44,968
	함목	190	52	9,880
	황포	213	20	4,260
	흥남	332	34	11,288
	두곡월포	850	30	25,500
	사촌	450	20	9,000
남해군	상주은모래비치	770	150	115,500
	설리	320	43	13,760
	송정솔바람해변	605	50	30,250
사천시	남일대	175	95	16,625
창원시	광암	220	30	6,600
	비진도	317	20	6,340
통영시	사량도대항	220	7	1,540
	수륙	130	23	2,990

경상북도

25개소

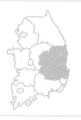

관리청	해수욕장명	길이(m)	폭(m)	백사장 면적(㎡)
경주시	관성	932	39	36,348
	나정	383	52	19,916
	봉길대왕암	538	35	18,830
	오류	462	63	29,106
	전촌	624	58	36,192
영덕군	경정	450	14	6,300
	고래불	2,000	122	244,000
	남호	500	14	7,000
	대진	350	146	51,100
	오보	250	20	5,000
	장사	1,200	16	19,200
	하저	550	19	10,450
울진군	구산	360	65	23,400
	기성망양	646	60	38,760
	나곡	150	60	9,000
	망양정	435	63	27,405
	봉평	157	50	7,850
	후정	346	35	12,110

Ⅳ. 맨발로 걷기에 좋은 해수욕장

관리청	해수욕장명	길이(m)	폭(m)	백사장 면적(㎡)
울진군	후포	225	67	15,075
포항시	구룡포	400	50	20,000
	도구	800	39	31,200
	영일대	1,750	219	383,250
	월포	1,100	98	107,800
	칠포	4,000	81	324,000
	화진	750	75	56,250

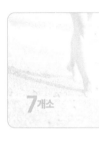

부산시

7개소

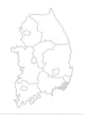

관리청	해수욕장명	길이(m)	폭(m)	백사장 면적(㎡)
기장군	일광	900	18	16,200
	임랑	710	15	10,650
부산 사하구	다대포	850	150	127,500
부산 서구	송도	800	60	48,000
부산 수영구	광안리	1,400	51	71,400
부산 해운대구	송정	1,200	45	54,000
	해운대	1,500	80	120,000

울산시

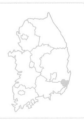

2개소

관리청	해수욕장명	길이(m)	폭(m)	백사장 면적(㎡)
울산시 동구	일산	815	42	34,230
울주군	진하	1,100	35	38,500

인천시

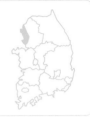

11개소

관리청	해수욕장명	길이(m)	폭(m)	백사장 면적(㎡)
옹진군	떼뿌루	411	26	10,686
	서포리	1,093	40	43,720
	수기	523	21	10,983
	십리포	498	13	6,474
	옹암	902	20	18,040
	이일레	465	32	14,880
	장경리	924	11	10,164
	장골	690	89	61,410

관리청	해수욕장명	길이(m)	폭(m)	백사장 면적(㎡)
인천시 중구	왕산	795	35	27,825
	을왕리	585	90	52,650
	하나개	455	100	45,500

전라남도

58개소

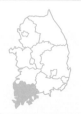

관리청	해수욕장명	길이(m)	폭(m)	백사장 면적(㎡)
고흥군	금장	500	20	10,000
	나로우주	600	50	30,000
	남열해돋이	800	80	64,000
	대전	900	70	63,000
	덕흥	500	50	25,000
	발포	300	70	21,000
	연소	600	20	12,000
	염포	500	30	15,000
	용동	400	20	8,000
	익금	900	50	45,000
	풍류	500	50	25,000
목포시	외달도	260	30	7,800

관리청	해수욕장명	길이(m)	폭(m)	백사장 면적(㎡)
무안군	톱머리	500	20	10,000
	홀통	450	20	9,000
보성군	율포솔밭	900	60	54,00
	대광	12,000	100	1,200,000
	돈목	530	80	42,400
	배낭기미	200	30	6,000
	백길	900	30	81,000
	분계	600	100	60,000
	설레미	416	67	27,872
	시목	1,070	60	64,200
신안군	신도	200	30	6,000
	우전	600	100	60,000
	원평	730	110	80,300
	짱뚱어	600	100	60,000
	추포	600	40	24,000
	하트	200	70	14,000
	홍도	180	20	3,600
	황성금리	130	70	9,100
	만성리	735	50	36,750
	모사금	225	30	6,750
여수시	무슬목	400	25	10,000
	방죽포	165	45	7,425
	안도	100	40	4,000
	웅천	365	30	10,950

Ⅳ. 맨발로 걷기에 좋은 해수욕장

관리청	해수욕장명	길이(m)	폭(m)	백사장 면적(㎡)
여수시	유림(거문도)	135	20	2,700
	장등	400	20	8,000
영광군	가마미	1,000	200	200,000
	송이도	1,000	20	20,000
완도군	금일명사십리	3,500	250	875,000
	보길예송	1,000	30	30,000
	보길중리	900	50	45,000
	보길통리	800	30	24,000
	생일금곡	500	50	25,000
	신지동고	1,200	50	60,000
	신지명사십리	3,800	150	570,000
	약산가사	150	50	7,500
	청산신흥	340	200	68,000
	청산지리	1,200	100	120,000
장흥군	수문	250	35	8,750
	가계	400	70	28,000
진도군	관매도	400	70	28,000
	금갑	300	100	30,000
	신전	800	80	64,000
함평군	돌머리	900	20	18,000
해남군	사구미	1,200	22	26,400
	송호	800	111	88,800

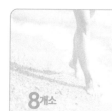
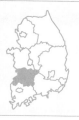

전라북도

8개소

관리청	해수욕장명	길이(m)	폭(m)	백사장 면적(㎡)
고창군	구시포	1,000	700	700,000
	동호	3,000	600	1,800,000
군산시	선유도	1,200	50	60,000
	격포	250	100	25,000
	고사포	800	120	96,000
부안군	모항	200	150	30,000
	변산	650	150	97,500
	위도	500	150	75,000

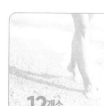

제주도

12개소

관리청	해수욕장명	길이(m)	폭(m)	백사장 면적(㎡)
제주시	곽지	400	100	40,000
	금능	300	150	45,000

Ⅳ. 맨발로 걷기에 좋은 해수욕장

관리청	해수욕장명	길이(m)	폭(m)	백사장 면적(㎡)
제주시	김녕	200	200	40,000
	삼양	230	80	18,400
	월정	300	100	30,000
	이호	650	50	32,500
	함덕	240	120	28,800
	협재	400	200	80,000
서귀포시	신양섭지	200	60	12,000
	중문색달	560	50	28,000
	표선	450	300	135,000
	화순금모래	200	80	16,000

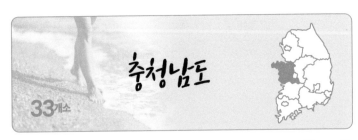

충청남도

33개소

관리청	해수욕장명	길이(m)	폭(m)	백사장 면적(㎡)
당진시	왜목마을	850	90	76,500
	난지섬	650	130	84,500
보령시	대천	3,500	100	350,000
	무창포	1,500	100	150,000
서천군	춘장대	1,500	50	75,000

관리청	해수욕장명	길이(m)	폭(m)	백사장 면적(㎡)
태안군	갈음이	235	50	11,750
	곰섬	300	30	9,000
	구례포	970	30	29,100
	구름포	350	30	10,500
	기지포	935	40	37,400
	꽃지	3,200	40	128,000
	꾸지나무골	170	30	5,100
	달산포	535	30	16,050
	마검포	990	30	29,700
	만리포	2,000	30	60,000
	몽산포	1,470	30	44,100
	바람아래	400	50	20,000
	밧개	980	30	29,400
	방주골(백리포)	480	30	14,400
	방포	550	40	22,000
	백사장	480	30	14,400
	삼봉	800	40	32,000
	샛별	540	50	27,000
	신두리	2,200	30	66,000
	안면	800	40	32,000
	어은돌	780	30	23,400
	연포	550	50	27,500
	의항	450	30	13,500
	장삼포	820	50	41,000

IV. 맨발로 걷기에 좋은 해수욕장

관리청	해수욕장명	길이(m)	폭(m)	백사장 면적(㎡)
태안군	천리포	450	50	22,500
	청포대	860	30	25,800
	파도리	670	30	20,100
	학암포	1,470	30	44,100

제가 2017년 미국 Nutrition Therapy Institute에서 홀리스틱 영양학을 공부하면서 충격을 받은 것은 '물'과 '소금'이 5대 영양소인 탄수화물, 지방, 단백질, 비타민, 미네랄보다 더 중요한 물질이라는 것을 알게 됐을 때입니다. 그리고 이보다 더 큰 충격은 부작용이 전혀 없는 천연 자연요법인 '맨발걷기', 즉 땅과의 접촉에 관한 정보를 접했을 때였습니다.

최첨단 과학이 발달한 21세기에 "맨발걷기나 접지를 통해 땅과 접촉하기만 해도 온갖 질병을 예방하고 치유할 수 있다"라는 것은 소설 속의 이야기가 아니라 수많은 학자에 의해 과학적으로 입증된 사실입니다.

각종 암과 당뇨병이 발생하는 데는 평균 10~15년, 치매는 20~30년이 걸립니다. 오랜 세월에 걸쳐 서서히 진행된 질병이 맨발걷기를 한다고 해서 하루아침에 치유되는 것은 아닙니다. 질 좋은 충분한 양의 물과 적당량의 소금을 섭취하면서 잘못된 식생활과 생활습관을 바꾼 경우에만 빠른 효과를 경험할 수 있습니다.

맨발걷기는 특별한 장비나 도구도 필요 없고, 장소의 제한도 없어 마음만 먹으면 언제든 남녀노소 누구나 쉽게 할 수 있는 매우 효과적인 운동입니다. 하지만 최소의 노력으로 최대의 효과가 나타나는 땅과의 접촉을 하루라도 중단하면 몸은 원래의 상태로 되돌아가려고 한다는 사실을 명심하고 꾸준히 실천하시기 바랍니다.

부록에서의 '자유 전자'와 '활성산소' 등을 비롯해 최대한 모든 내용을 누구나 이해하기 쉽게 설명하려고 집필했지만, 부족한 점이 많으리라 생각합니다. 끝까지 읽으시면서 건강에 관한 새로운 통찰력을 얻으셨으리라 확신합니다.

또한 맨발걷기나 접지를 통해 하루라도 빨리 건강을 되찾기를 원하시는 분들은 네이버 블로그 검색창에 '9988 스마일클럽'을 입력해 '효소 이야기'를 읽어 보시기 바랍니다. 그리고 21세기 최첨단 영양학에 근거해 저술한 도서 《건강 서적 100권 한 번에 읽기》,《비만, 왜 만병의 근원인가》,《당뇨병 걱정 없이 건강하게 사는 법》,《치매 예방과 치유, 물이 최고의 약》을 통해 어떤 식생활을 해야 건강한 생활을 할 수 있는지 확인해 보시기 바랍니다.

저는 현재 노인대학, 맨발걷기 동호회, 기타 여러 여성 단체의 초청을 받아 다음과 같은 주제로 강연을 하고 있습니다(연락처_ ja8239@naver.com).

✓ 맨발로 걸으면 왜 질병이 치유되는가?

✓ 치매 예방과 치유에 왜 물이 중요한가?

✓ 비만과 당뇨병, 어떻게 예방해야 하는가?

✓ 암은 왜 발생하며, 어떻게 예방해야 하는가?

✓ 활성산소 감소와 면역력 향상을 위한 식생활과 생활습관은?

✓ 맨발 운동을 하면 왜 학교 성적이 향상되고, 학교 폭력이 없어지는가?

독자 여러분, 끝까지 읽어주셔서 감사드립니다. 꾸준한 맨발걷기로 모두 행복하고 건강한 삶을 이루시기를 진심으로 바랍니다.

2023년 여름
김영진

참고 문헌

《건강 서적 100권 한 번에 읽기》, 김영진, 성안당, 2018

《걷기만 해도 병이 낫는다》, KBS 생로병사 제작팀, 비타북스, 2022

《내 몸을 살리는 물》, 세바스찬 크나이프, 느낌이 있는 책, 2010

《당뇨병 걱정 없이 건강하게 사는 법》, 김영진, 성안당, 2019

《맨발 교실》, 권택환, 만인사, 2018

《맨발 일기》, 권택환, 만인사, 2020

《맨발 학교》, 권택환, 만인사, 2017

《맨발걷기로 행복한 학교 만들기》, 이금녀 외 3명, 북랩, 2022

《맨발걷기의 기적》, 박동창, 시간여행, 2019

《맨발로 걷는 즐거움》, 박동창, 화남, 2006

《맨발로 걸어라》, 박동창, 국일미디어, 2021

《몸의 끝에서 생각이 시작되다-맨발걷기》, 임문택, 바이북스, 2019

《발 지압으로 치료할 수 있는 질병과 건강비법》, 대한건강증진치료연구회, 2022

《비만, 왜 만병의 근원인가》, 김영진, 성안당, 2019

《온갖 병이 저절로 없어지는 맨땅요법》, 소공자, 육각시대, 2018

《치매 예방과 치유, 물이 최고의 약》, 김영진, 성안당, 2022

《홍영선의 어싱 캠프》, 홍영선, 화남, 2014

《흙땅에서 맨발로 노는 아이들》 김은주/이하정/임지연, 학지사, 2021

《Earthing》, Clinton Ober/Stephen T. Sinatra/Martin Zucker/Basic, Health Publications, Inc. 2014

《The Earth Prescription》, Laura Koniver, Reveal Press, 2020

《간단 워킹 건강법(簡単ウォーキング健康法)》, 히라이시 다카히사, 북만샤, 1997

《걸으면 왜 좋은가?(歩くとなぜいいか？)》, 오시마 기요시, 신코샤, 2006

《경이의 워킹(敬意のウォーキング)》, 다나카 세이이치, 푸레지덴토샤, 1997

《맨발로 대지에 서면 병이 낫는다(はだしで大地に立つと病気が治る)》, 호리 야스노리, 마키노출판, 2017

《상해식 건강법 발 마사지 상쾌술(上海式健康法足もみ爽快術)》, 이가라시 야스히코, 세이슌출판사, 1997

《새로운 전자파·화학물질 과민증대책(新電磁波·化學物質過敏症對策)》, 가토 야스코, 료쿠후출판, 2020

《세계에서 가장 효과 있는 건강 워킹(世界一効く健康ウォーキング)》, 노세 히로시, 이케다서점

《스마트폰 사회가 만들어내는 유해 전자파 디지털 독(スマホ社が生み出す有害電磁波デジタル毒)》, 우치야마 요코, 유사부루, 2020

《스마트폰 오염(スマホ汚染)》, 고쇼 히로에, 쵸에이샤, 2015

《신변의 전자파 피폭(身近な電磁波被爆)》 가정영양연구회, 다베모노통신사, 2021

《워킹 과학(ウォーキングの科学)》, 노세 히로시, 고단샤, 2020

《질병의 90%는 걷기만 해도 낫는다(病気の9割は歩くだけで治る)》, 나가오 가즈히로, 산과계곡사, 2017

《최강의 워킹 뇌(最強のウォーキング脳)》, 가토 도시노리, 지지통신사, 2022

《충격!! 역시 위험한 전자파(ショック!!やっぱりあぶない電磁波)》, 후나세 슌스케, 가덴샤, 2013

《혈류는 정전기 디톡스로 회복된다(血流は静電気デトックスでよみがえる)》, 니시야 마사시, 다카라지마샤, 2016

《활성산소는 이렇게 예방한다(活性酸素はこうして防ぐ)》, 우루시야마 오사무, 쇼각칸, 1995

《휴대전화와 뇌종양의 관계(携帯電話と脳腫瘍の關係)》, 마틴 블랭크, 아스카신샤, 2015

찾아보기

Foreign Copyright:
Joonwon Lee   Mobile: 82-10-4624-6629
Address: 3F, 127, Yanghwa-ro, Mapo-gu, Seoul, Republic of Korea
          3rd Floor
Telephone: 82-2-3142-4151
E-mail: jwlee@cyber.co.kr

땅과의 접촉으로 만병을 치유하는 건강 프로젝트

맨발로 걸으면 기적이 일어난다

2023. 9. 6. 초 판 1쇄 인쇄
2023. 9. 13. 초 판 1쇄 발행

지은이 │ 김영진
펴낸이 │ 이종춘
펴낸곳 │ BM (주)도서출판 **성안당**

주소 │ 04032 서울시 마포구 양화로 127 첨단빌딩 3층(출판기획 R&D 센터)
      10881 경기도 파주시 문발로 112 파주 출판 문화도시(제작 및 물류)

전화 │ 02) 3142-0036
      031) 950-6300

팩스 │ 031) 955-0510
등록 │ 1973. 2. 1. 제406-2005-000046호
출판사 홈페이지 │ www.cyber.co.kr
ISBN │ 978-89-315-5190-7 (03510)
정가 │ 17,000원

이 책을 만든 사람들
책임 │ 최옥현
진행 │ 정지현
교정·교열 │ 안종군
본문·표지 디자인 │ 이대범
홍보 │ 김계향, 유미나, 정단비, 김주승
국제부 │ 이선민, 조혜란
마케팅 │ 구본철, 차정욱, 오영일, 나진호, 강호묵
마케팅 지원 │ 장상범
제작 │ 김유석

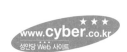
www.cyber.co.kr
성안당 Web 사이트

■ 도서 A/S 안내

성안당에서 발행하는 모든 도서는 저자와 출판사, 그리고 독자가 함께 만들어 나갑니다.
좋은 책을 펴내기 위해 많은 노력을 기울이고 있습니다. 혹시라도 내용상의 오류나 오탈자 등이
발견되면 "좋은 책은 나라의 보배"로서 우리 모두가 함께 만들어 간다는 마음으로 연락주시기
바랍니다. 수정 보완하여 더 나은 책이 되도록 최선을 다하겠습니다.
성안당은 늘 독자 여러분들의 소중한 의견을 기다리고 있습니다. 좋은 의견을 보내주시는 분께는
성안당 쇼핑몰의 포인트(3,000포인트)를 적립해 드립니다.
잘못 만들어진 책이나 부록 등이 파손된 경우에는 교환해 드립니다.